Sistema Hindú Yogui de la Cura por el Agua
Yogui Ramacharaka

CAPITULO I - Hidroterapia yoguística

Los yoguis hindúes practican y enseñan las múltiples formas y aspectos del sistema del bienestar físico que llaman Yoga Hatha.

Millares de indos sólo conocen ese sistema de educación física y de higiene para conservar la salud y aumentar el vigor del cuerpo.

El Yoga Hatha constituye la Medicina Naturista de lo, indos, íntimamente relacionada con la terapéutica mental.

En nuestra obra el Yoga Hatha expusimos este sistema en general y en particular. No obstante, hay una modalidad del Yoga Hatha que forma parte de este sistema, y conviene hacerlo saber a cuantos quieran conocerlo y practicarlo para conservar la salud corporal.

Dicho aspecto del Yoga Hatha es la hidroterapia yoguística, que bien merece ser considerada aparte por su importancia en la Medicina Naturista.

En respuesta a las numerosas preguntas de quienes se interesan por el estudio general del Yoga Hatha, exponemos en este volumen los detalles de la hidroterapia yoguística.

Confiamos en ofrecer al interés de muchos lectores del mando occidental los beneficios que brinda tan valioso tratamiento hidroterápico.

Por cierto que la hidroterapia no es un sistema nuevo en el mundo occidental. Numerosos médicos han elogiado sus méritos en forma entusiasta y millares de personas la emplearon con resultados provechosos.

Es indudable que la hidroterapia occidental tiene 'muchas semejanzas con la oriental; pero los indos explican sus resultados terapéuticos por la teoría del prana, teoría que ignoran la generalidad de los facultativos occidentales, incluso la mayoría de los académicos y universitarios.

Para comprender claramente el tratamiento hidroterápico, o sea el uso del agua para la cura de los trastornos fisiológicos, es necesario tener un claro concepto del prana, pues éste actúa poderosamente como agente terapéutico en la hidroterapia.

Prana es el nombre que dieron los filósofos índicos a la energía universal que penetra todas las cosas, y una de cuyas características es la energía vital que anima al organismo de todo ser viviente.

El prana o energía universal está en todas las cosas en los manjares, en el agua y en el aire, y se puede asimilar en tres formas, transmutado en energía vital.

En nuestro trabajo sobre el Yoga Hatha explicamos cómo puede obtenerse el prana de los manjares y transformarlo en energía vital.

En la presente obra trataremos de demostrar la posibilidad de asimilar el prana del agua y transformarlo en energía vital para remediar los trastornos fisiológicos y beneficiar la salud, la fuerza y el vigor corporal.

Por cierto que no es indispensable creer en la existencia de prana para recibir sus beneficios, porque las excelentes virtudes del agua están a disposición de todos, tanto creyentes como incrédulos.

No obstante, la experiencia enseña que cuando la mente acepta que el prana está en los manjares, en el agua y en el aire, se advierte más su influencia, vale decir, que se asimilará el prana mucho más fácilmente que si se desconociera o negara la existencia en todas las cosas de esta energía universal.

No explicaremos aquí el porqué de esta diferencia, pues tendríamos que remontarnos al mundo de las causas, muy ajeno al fin de la presente obra.

Por lo tanto, nos reduciremos a afirmar la existencia del prana y a detallar sus efectos cuando se aplica con acierto, dejando que cada uno personalmente los compruebe por la repetida experimentación.

El prana existe en el agua, aunque en diferente grado, según las condiciones físicas del líquido.

El agua corriente y viva contiene mucha mayor cantidad de prana que la estancada, o muerta.

También el agua de los pozos, aljibes, depósitos, balsas, etcétera, pierde, al aquietarse, gran parte de su prana, y mucho más aún cuando es hervida.

Puede recuperarse la pérdida de prana trasvasando el agua para airearla, y así puede restituírsela al agua destilada.

Esto explica que cuando alguna persona bebe agua destilada o muy hervida para evitar contagio, advierte en el líquido algo extraño, como si le faltase vida, y cierto sabor áspero, algo astringente, desagradable al paladar, todo lo cual 'se remedia trasegando repetidamente el agua para airearla.

La ciencia occidental no atina a explicar claramente estos fenómenos y se reduce a decir que el agua potable ha de contener aire; pero los yoguis de la India saben que dichos fenómenos provienen de la presencia o carencia de prana en el agua.

Antes de beber el agua de mesa conviene pasarla repetidas veces de un vaso a otro porque durante el tiempo que ha permanecí do en el jarro u otro recipiente cualquiera en reposo, perdió parte de su prana y para restituírselo hay que airearla.

Quienes lo hagan así, notarán mucha diferencia entre el agua trasegado y la sin trasegar, con ventaja para la primera, la cual actuará en el organismo con efecto algo más Vigorizador y estimulante que el del agua ordinaria.

Aquellos que quieran librarse de las bebidas alcohólicas, podrán lograrlo si persisten en tomar agua pranizada y al propio tiempo apelan al recurso de su voluntad.

Como el agua para el abastecimiento de las ciudades es escasa en prana, conviene pranizarla por la aireación.

No hay más que probarlo para que aun los más escépticos se convenzan de la eficacia de este procedimiento.

También conviene dotar de prana al agua antes de tomar el baño caliente o beber té o aplicar fomentos.

En el primer caso, se remueve el agua con una bandeja o cualquier otro utensilio para airearla sin trasiego ni enfriamiento.

Usaremos en estas explicaciones la terminología occidental, adaptada en lo posible a los principios esenciales de la hidroterapia oriental.

No queremos exponer este sencillo, valioso y práctico sistema en términos oscuros, que podrían confundir al lector no familiarizado con las lenguas orientales.

En lo posible citaremos autores europeos y americano en apoyo de nuestro punto de vista.

Los hindúes sostienen muchas ideas y teorías que a lo occidentales parecen extrañas, raras o fantásticas, por lo cual y adrede omitiremos toda referencia a ellas.

Deseamos despertar la atención del lector, en la práctica del sistema hidroterápico de los yoguis de la India en relación con su concepto fundamental, sin peligro de llevarla por las sendas de la teoría y de la especulación.

Así conviene proceder en una obra de esta naturaleza que irá a manos de muchos que no están familiarizados con la filosofía oriental ni gustan de teorías que les parecen exóticas, pero que reclaman y necesitan práctica y concreta información.

Quienes deseen conocer el porqué de las enseñanzas de los indos encontrarán informaciones en nuestra obra sobre el Yoga Matha.

Para el yogui hindú el agua es el gran remedio de la Naturaleza, su energía.

Cree el indo en el eficaz uso del agua en tratamientos internos y externos. Se la cree leche que la Madre Naturaleza proporciona abundantemente a su prole.

Así lo demuestran los animales con su instinto. El hombre que se precia de civilizado se ha permitido desdeñar altivamente los sencillos fundamentos de esta teoría y buscar en otros sumamente complicados la virtud que es privativa de la Naturaleza.

Invitamos al lector a que en estas páginas asimile las enseñanzas sencillas que los yoguis han dado sobre el particular. Aunque sencillo, el sistema es muy ventajoso.

La sencillez caracteriza la verdad y la virtud. En la complicación está el peligro.

Lo mejor de la Naturaleza es simple y común.

Así como la Providencia da el sustento a las avecitas del campo, pero no se lo pone en el pico, así también la Naturaleza proporciona al hombre en las plantas, en las hierbas y en las aguas los remedios más eficaces para la cura de sus males; pero al hombre le corresponde descubrirlos y extraerlos.

Para llegar a tales conclusiones la humanidad ha tenido que recorrer un largo y difícil camino de experimentación,

Pero el hombre reflexivo siempre halla la senda más promisoria cuando retorna a la Madre Naturaleza.

CAPITULO II - El eficaz remedio natural

No es extraño que el hombre primitivo, encontrase en el agua un natural amigo y auxiliar.

El instinto referente a la utilidad del agua es anterior al hombre primitivo, pues se retrotrae a los animales, y antes de ellos, a las plantas, y antes aún, a las primarias formas de vida orgánica que alentaron en el fondo del océano.

La ciencia nos enseña que la vida nació en el seno de las aguas pues siempre hubo rastros del lugar de su nacimiento.

Casi el 80 por ciento del peso del cuerpo humano lo constituye el agua, y las células que componen los tejidos son, en realidad, organismos marinos que sólo pueden vivir rodeados de una solución salina de agua.

Así, no es raro que este instinto por el agua aparezca en el fondo de nuestra vida subconsciente y se manifieste en nuestra vida consciente.

No es menos importante la función del agua en el orden fisiológico. La fisiología nos enseña que se expele de medió a tres cuartos de litro de agua por los poros de la piel en forma de transpiración, y que esta cantidad aumenta en verano.

También nos dice que en el mismo lapso despide el cuerpo humano cerca de litro y medio de agua en forma de orina.

Todos los humores del cuerpo tienen el agua como base. La tienen la sangre, verdadera esencia de la vida física; la bilis, los jugos gástrico, pancreático e intestinal, y la saliva.

El hombre podrá vivir muchos días sin alimento, pero morirá muy pronto si se lo priva del agua.

El agua es uno de los agentes naturales primordiales para el organismo fisiológico, y después del aire es el principal fundamento de la vida.

Sin embargo, son muy pocos los que le dan al agua la importancia que merece, y muchos menos los que la utilizan inteligentemente en su vida diaria.

Vigilamos el riego del suelo, porque sabemos que de él y del drenaje depende en gran parte el éxito de las cosechas y el consiguiente bienestar económico que la Naturaleza nos brinda.

Descuidamos, en cambio, el riego del cuerpo, y con suma facilidad decimos ligeramente que no tiene la menor importancia.

Procedemos al hablar así no sólo contra las leyes de la higiene, sino que demostramos insensatez por la circunstancia de que cuidamos de que a los animales domésticos no les falte el agua para la bebida y para el baño, admitiendo con ello las naturales necesidades de las bestias, y olvidamos que las mismas necesidades tiene nuestro cuerpo físico por su similitud con el organismo animal.

Es evidente que el hombre primitivo era a este respecto mucho más cuerdo que el civilizado.

Según sus instintos naturales, no conocía el vino, ni la cerveza, ni el ajenjo, ni el café, ni el alcohol, ni los estupefacientes, y bebía agua de los manantiales y se bailaba en los ríos y los lagos, en cuyas aguas nadaba ágilmente desde su más tierna infancia, no porque hubiera razonado acerca de las ventajas de eso, sino porque al agua lo llevaba su natural instinto.

Pero, al civilizarse, el hombre se fue apartando de la Naturaleza y sofocó sus instintos naturales bajo el peso de los hábitos urbanos, pues le parecía muy despreciable satisfacerlos y muy cómodo desdeñarlos.

Si bien en la vida urbana tropezaba el hombre con dificultades para encontrar el agua, en la vida rural no ocurría eso, porque se le ofrecía en inagotables manantiales que le brindaban la frescura de sus limpias venas, v podía beber y absorber de ellas a su antojo.

Pero en las ciudades populosas, donde por lo general el abastecimiento de agua es escaso, y donde ella pierde su vitalidad y frescura al pasar por los tubos de conducción o permanecer estacionada en los depósitos, fue perdiendo poco a poco su afición al líquido natural, a causa de las pésimas condiciones de las viviendas, que parecían construidas adrede en contravención con las leyes de la higiene, aunque en su aspecto exterior se ajustaran a las municipales.

Así adquirió el hombre el pernicioso hábito de la bebida alcohólica y perdió sus naturales gustos, de modo que ya no tuvo preferencia por el agua, como la tenía cuando sólo se refrescaba con el límpido líquido de las fuentes naturales.

Pero la Naturaleza advierte que el organismo humano no recibe la suficiente cantidad de agua para proseguir su admirable obra, y entonces la substrae de las reservas acumuladas en los tejidos, que por ello se empequeñecen y quedan en anormales y morbosas condiciones, produciendo buen número de enfermedades que por lo general se atribuyen a causas muy ajenas a la verdadera.

Muchos padecen de inquietud, melancolía, tristeza, malestar, y se quejan sin saber de qué, cuando toda la causa de su extraño malestar radica en la escasez del agua contenida en los humores del cuerpo.

Sólo beben un par de sorbos de agua en el transcurso del día, y en cambio beben mucho vino, café té v varios licores que no le proporcionan al organismo la cantidad necesaria de agua para su funcionamiento normal.

Si al obrar así vuelven la espalda a la Naturaleza, no es extraño que frecuentemente sufran estreñimiento, constipación y otros trastornos intestinales.

No es raro que los residuos alimentarlos del organismo se detengan en el intestino grueso, cuando falta el agua que ayuda a expulsarlos.

En este caso el intestino se parece a una cloaca en la que, por falta de agua, se acumularan las materias fecales y la obstruyesen.

Las mujeres resultan más perjudicadas en este particular, aunque se ignoran las causas.

Los que no ingieren agua en abundancia están expuestos a la constipación, al estreñimiento y también a trastornos hepáticos y renales, porque sin el agua necesaria ni el hígado ni los riñones pueden funcionar normalmente.

Además, cuando la cantidad de sangre es inferior a la normal no tiene el riego sanguíneo la suficiente eficacia, y sobreviene la anemia en muy temprana edad de la vida.

Por la misma causa, otros tienen el cuerpo enjuto, apenas transpiran y su rostro es de color cetrino y maloliente el aliento.

Algunos aparecen tan resecos, que dan ganas de ponerlos en remojo para que se esponjen y tengan mejor aspecto.

Por cierto que todos los otros órganos del cuerpo, y particularmente los nervios, se resienten por estas condiciones anormales, que dan señales de debilitamiento.

Si observamos los trastornos que ocasiona la falta de agua, deduciremos que ocasiona la mayoría de las enfermedades.

Muchas son las que derivan del estreñimiento; y este trastorno proviene en gran parte, si no totalmente, de la escasez de agua en los diversos jugos digestivos. El cuerpo humano se parece a un sistema con tubos de mayor y menor diámetro, tendidos en todas direcciones, para transportar de una y otra parte del cuerpo diversos fluidos cuyo principal elemento es el agua.

Ahora bien; el tubo digestivo es el único por el cual desde el exterior puede ingerirse la suficiente cantidad de agua para responder a las necesidades del organismo.

Todos los órganos están bañados o regados por el fluido correspondiente a su actividad, y si el líquido escasea, se resiente el funcionamiento.

Los humores y en especial los jugos digestivos disuelven o maceran los alimentos y los alteran químicamente, hasta convertirlos en materia asimilable para la nutrición, una vez derramada en el cuerpo fluido llamado sangre, que la distribuye por todo el organismo.

También hay otros humores o fluidos que arrastran o expelen los residuos, esto es, las células muertas v lo sobrante, nocivo o inútil para la nutrición del cuerpo y sostén de la vida fisiológica. Si bien se observa, hay un incesante proceso de asimilación y desasimilación radicado en el laboratorio del organismo físico.

Así observamos que cualquiera sea la composición química de estos fluidos, en todos ellos entra el agua como elemento fundamental y por medio de ellos se efectúan todas las funciones de la vida corporal.

Son muy conocidos los efectos terapéuticos del agua, tanto en el orden interno como en el externo del organismo.

En las fiebres se advierte muy bien la eficacia del agua, y forma parte de la inteligente terapéutica actual, a pesar del mal empleo que de ella se hizo en pasados tiempos.

El agua fría, científicamente administrada por vía bucal, calma los excesivos movimientos cardíacos, mientras que el agua tibia es un poderoso estímulo de la perezosa acción del corazón.

El agua estimula el funcionamiento de los riñones y demás glándulas de secreción externa, y favorece también la normalidad de las hormonas o glándulas de secreción interna.

Suministrada debidamente y a cierta temperatura, es un excelente aperitivo.

El agua caliente actúa como estimulante, antiséptico o sedante, según los casos. Cuando el enfermo ha perdido mucha sangre por hemorragia, suelen los médicos inyectar en la sangre unos cuantos centímetros cúbicos de agua esterilizada con una pequeña cantidad de sal, que activa el funcionamiento del corazón y facilita a los glóbulos sanguíneos, que se habían adherido a las paredes de las arterias y venas, el líquido necesario para moverse y actuar, de manera que el agua inyectada es un buen reemplazante de la sangre hasta que el organismo pueda recuperar la que ha perdido.

En cuanto al uso externo, es grande el empleo del agua como agente de curación. Oportunamente diremos algo referente a este punto con las razones científicas que apoyan cada tratamiento y los mejores procedimientos de aplicación.

También explicaremos cómo se higienizan los conductos excretores del sistema, que deberían merecer la mayor atención de todos, y algo sobre el uso del agua en bebida y en baño.

Todos esos aspectos del asunto son de mucho interés e importancia, y esperamos que nuestros lectores les prestarán la atención que merecen.

No por su aparente sencillez se ha de desdeñar el tratamiento hidroterápico y preferir otro más costoso, difícil y complicado.

Recordemos que quien viva conforme a la Naturaleza recibirá el beneficia derivado de las leyes fundamentales que rigen los fenómenos del universo en el orden orgánico e inorgánico.

La Naturaleza es la madre universal, el médico universal y la universal nodriza. Conviene, pues, conocer sus métodos.

CAPITULO III - El agua como bebida

Indicamos en el capítulo anterior la importantísima parte que el agua desempeña en el proceso fisiológico del organismo humano. Manifestamos que el 80 por ciento del cuerpo físico se halla constituido por el agua, y que depende de este líquido en su mayor parte el funcionamiento del sistema.

Agreguemos que el hombre sano elimina en forma de orina y transpiración cerca de dos litros de agua.

Consideremos esta circunstancia y preguntémonos de dónde proceden los dos litros de agua que salen del cuerpo cada 24 horas.

Parte de estos dos litros proviene del agua contenida en las viandas, sobre todo en las verduras y frutas; pero la mayor parte ha de proporcionársela al organismo por medio de la bebida, pues de no hacerlo así, la Naturaleza no tendrá más remedio que extraerla de los humores del sistema o sufrir las consecuencias de la escasez.

Si extrae el agua de los fluidos o humores del sistema, el individuo no tardará en enflaquecer, de manera que se le empobrece la sangre, con riesgo de anemia u otra enfermedad causada por dicha deficiencia.

Pero la Naturaleza transige generalmente, y en lugar de agotar el agua de reserva en los humores del cuerpo, fuerza al organismo a amortiguar su actividad, de lo que resulta un funcionamiento lánguido, de manera que el individuo se expone a varias enfermedades, de las que las más comunes son el estreñimiento, la anemia y la dispepsia.

Vemos por doquiera, cada día, enfermos de esta índole, y si los observamos resulta que apenas beben agua, mientras que si estudiamos las costumbres dietéticas de la gente sana nos convencemos de que son habituales bebedores de agua.

Las autoridades más prestigiosas en materia de higiene privada y los más competentes fisiólogos están de acuerdo en que una persona de buena salud debe beber, por lo menos, dos litros de agua cada 24 horas.

Por consiguiente, no pueden estar sanos los que beben sólo medio litro de agua y aún menos cada 24 horas.

¿Cómo pueden estarlo, si de esa manera se apartan de las leyes de la Naturaleza?

Para sentirse bien han de restituirse a las condiciones normales de la Naturaleza, y empezar por beber un poco más de agua cada día de la acostumbrada, hasta llegar a la dosis normal de dos litros diarios en porciones diversas.

No se ha de beber toda esta agua de un trago ni mucho menos, desde luego, sino que han de espaciarse las bebidas en pequeñas dosis durante las horas del día.

Costumbre muy saludable es la de beber un vaso de agua fresca por la mañana al levantarse y otro al irse a la cama, por la noche.

El agua restante, hasta los dos litros, se toma repartida durante el día.

No hay que privarse del agua en las comidas, aunque tampoco ha de beberse demasiado, porque diluirá entonces el jugo gástrico al extremo que se debilitará grandemente su acción sobre el bolo alimenticio.

Se ha de beber el agua a sorbos durante las comidas, para calmar el ardor de la boca, pero nunca en grandes cantidades, que diluirían las materias alimenticias.

Lo importante sin embargo, es no aguar los manjares, es decir, no beber y masticar al mismo tiempo, porque este hábito, condenado por las reglas de urbanidad y buenas costumbres, perjudica la completa masticación de los manjares, tan necesaria para que el estómago pueda digerirlos, pues la saliva contiene principios activos indispensables a la digestión.

El agua que se bebe durante las comidas queda absorbida muy luego y entra en el torrente circulatorio sin que retarde la función digestiva, a menos que sea muy fría, pues en este caso el estómago puede pasmarse.

Quien adquiera el hábito de beber a horas fijas, aunque la sed no lo acose, las dosis de agua como si fuera medicina, de manera que en las 24 horas ingiera dos litros, no padecerá las consecuencias del estreñimiento y tendrá buen semblante y mejor salud general, por la fluidez de la sangre y el esponjamiento de los tejidos.

De modos muy diversos el organismo aprovechará el agua que en justa medida se le facilite, entre ellos el de limpiar la sangre, eliminando de ella, por los órganos excretores, las materias de desecho, que cuando por falta e insuficiencia de arrastre se acumulan, ocasionan alguna de las muchas enfermedades que afligen a la humanidad.

El agua caliente, cuando se administra, bien, es un agente eficaz de la salud, pues los hidroterapeutas saben por experiencia que limpia el estómago y los intestinos con más eficacia que las purgas alopáticas y sin los riesgos a que los drásticos exponen.

El agua caliente, dada como medicina y sin que haya alcanzado a hervir, no sólo lava el estómago, sino que lo descongestiona, disolviendo y facilitando la expulsión de las mucosidades adheridas a las paredes de dicha entraña, cuyo funcionamiento vigoriza y estimula, con lo cual se conjura el riesgo de la dilatación y la dispepsia.

El agua caliente ha de beberse al levantarse por la mañana o una hora después de comer, en cantidad de medio litro y tan caliente como pueda soportarse.

El agua caliente no produce náuseas, como la tibia.

Protestará el paladar al principio contra la ingrata insipidez del agua caliente; pero se le puede agregar una pizca de sal para darle algún sabor, y si estima el sujeto su salud, no tardará en acostumbrarse.

No debe beberse de un trago, sino a pequeños sorbos, despacio y lo mismo que si se paladeara una exquisita infusión de café.

Si se goza de salud normal, es mejor el agua fresca, según dijimos oportunamente, pues el agua caliente se ha de reservar como medicamento eficaz en los casos de pesadez de estómago, dispepsia, indigestión, estreñimiento y náuseas.

Además de las cualidades que como natural agente curativo le reconocen al agua los hidroterapeutas occidentales, sostienen los indos que es mucho más saludable todavía la cargada con suficiente cantidad de prana.

Dijimos ya que para pranizar el agua se la vuelca repetidamente de una vasija a otra, como cuando una bebida demasiado caliente se quiere enfriar.

Tal trasiego parece que infunde en el agua una vida nueva, como si estuviese difundida por el ambiente de la energía pránica, cual lo está la electricidad, y la absorbiera el agua en su movimiento.

No tiene más que hacer la prueba quien dude de esta afirmación.

El agua pranizada completamente obra en el organismo como un eficacísimo reconstituyente, pues estimula, vigoriza y aumenta la vitalidad si se la emplea en dosis normales.

El agua pura de las fuentes y de los manantiales de las montañas está suficientemente pranizada, y por eso es tan notoria la diferencia entre los efectos del agua del campo y los que produce el agua de la ciudad.

El agua de los centros urbanos puede pranizarse, sin embargo, con un poco de paciencia, trasegándola de una a otra vasija, según ya hemos indicado repetidas veces.

Quien alcance a comprender lo que es el agua pranizada y los efectos saludables que produce en el organismo ya no podrá satisfacerse con el agua carente de su esencia vital que beben la mayor parte de los habitantes de las ciudades.

Al beber el agua caliente ha de airearse con gran cuidado, sobre todo si se la dejó hervir, pues el agua hervida pierde el aire que tenía disuelto, que es una de las condiciones más importantes de potabilidad.

Al absorber el agua ha de retenerse medio minuto el sorbo en la boca antes de tragarla.

Los nervios de toda la boca y de la lengua son los más apropiados para absorber o asimilar el prana del agua.

Muchos orientales que saben esto, se llenan la boca de agua cuando se sienten cansados de trabajar.

Como no necesitan beberla, sino tan sólo asimilar la energía pránica, luego la arrojan.

Puede experimentarlo cada cual personalmente, con la condición de no beber más de la dosis normal de agua, o sea dos litros por día, porque la mayor parte de los occidentales pecan por exceso o por defecto en este punto, mientras que los orientales están acostumbrados a beber la dosis normal desde niños.

CAPITULO IV - El estómago y los intestinos

Conviene fijarse cuidadosamente en el diagrama del estómago y de los intestinos (página 43) a fin de entender mucho mejor las explicaciones que hemos de impartir, pues, excepto los aficionados a los estudios fisiológicos y los médicos, son pocos los que tienen un concepto claro de la situación y la forma de órganos tan importantes como los del aparato digestivo.

La mayor parte de las enfermedades tienen su origen en algún trastorno gástrico o intestinal.

Quien quiera adquirir una idea básica de la terapéutica o tratamiento de las enfermedades debe prestar suma atención a esta parte del organismo antes de preocuparse de las demás.

Se ha manifestado que el noventa por ciento de las enfermedades y trastornos fisiológicos que preocupan a la raza humana provienen de alguna anormalidad del estómago o de los intestinos.

Se infiere de eso que si comprendemos cuáles son las normales funciones de estos órganos podremos establecer una racional terapéutica aplicable eficazmente a cualquier mal funcionamiento de dichos órganos.

Describiremos sucintamente, por lo tanto, el estómago e intestinos del cuerpo humano.

El estómago es un órgano semejante a un saco muscular en forma de gaita, cuya capacidad en estado corriente no va más allá de un litro, pero que por distensión de sus paredes puede aumentar.

Entra el alimento en el estómago después de preparado por la masticación y la insalivación en la boca, pues la saliva tiene la propiedad de transformar la fécula en dextrina, que se transformará en glucosa después.

La masa del alimento insalivado y masticado, llamada técnicamente bolo alimenticio, pasa al estómago por un conducto, el esófago, que va desde el garguero o fondo de la boca hasta el cardias o abertura superior del estómago.

Una vez en el estómago el bolo alimenticio, comienza la fase de la digestión denominada, por lo mismo, estomacal, mediante la acción química del jugo gástrico, secretario por las paredes del estómago y por la mecánica acción de los movimientos de la víscera.

Fluye el jugo gástrico copiosamente y transforma en peptona la albúmina de la carne y de las legumbres, el gluten de los cereales y la clara de huevo, dejando las grasas libres.

Durante la digestión estomacal, la parte fluida de la más alimenticia se separa de la sólida y, junto con los líquidos ingeridos, pasa luego al duodeno, que la absorbe y lleva al sistema circulatorio, de donde los riñones y la piel eliminan los desechos.

Se mueve el estómago durante la digestión como una batidora, y entre esta acción mecánica y la química del jugo gástrico transmuta el bolo alimenticio recibido en la boca por conducto del esófago, en una masa grisácea, de semifluida consistencia, denominada quimo, formada por una mezcla de las materias salinas y azucaradas de los manjares, la dextrina en que convirtió las féculas con la saliva, la peptona en que el jugo gástrico convirtió las albúminas y las grasas sueltas.

Se refiere esta descripción al saludable y normal funcionamiento del estómago, pues en los casos de indigestión o dispepsia parece una retorta llena de una masa fermentada pútridamente.

En saludable funcionamiento, una vez concluida la digestión estomacal, pasa el quimo al intestino delgado por el orificio inferior del estómago, denominado píloro.

El intestino delgado forma un tubo de unos ocho o nueve metros de largo, y de diámetro mayor en la terminación y el origen.

Está replegado muy ingeniosamente sobre sí mismo, en asas o circunvoluciones numerosas, de manera que ocupa muy poco espacio en comparación con su longitud.

Tiene la superficie externa una especie de forro aterciopelado de felpina, con prominencias numerosas, denominadas folículos, que obran como absorbentes o secretores, según el caso.

Queda el quimo sujeto en el intestino delgado a la acción de los jugos intestinal y pancreático, y de la bilis.

El jugo pancreático es segregado por la glándula denominada páncreas; el intestinal, por los folículos del intestino delgado, y por el hígado, la bilis.

Estos jugos deslíen el quimo y completan la digestión, pues el jugo pancreático participa al mismo tiempo de las propiedades alcalinas de la saliva y de las ácidas del jugo gástrico, de manera que en el quimo, final resultado de la digestión, se hallan las siguientes sustancias: peptona, que procede de la transformación de la albúmina; grasas emulsionadas, y glucosa, procedente de la transformación de la dextrina.

Las paredes internas del intestino delgado absorben el quilo, que por intermedio de los vasos linfáticos va a parar al torrente circulatorio, y la sangre lo distribuye por los distintos órganos del cuerpo.

No hemos dicho nada de las funciones del hígado porque nos limitamos a señalar las del estómago e intestinos.

Cuando el quilo ha sido absorbido, las materias sobrantes por inútiles o por exceso de nutrición, pasan al sector de intestino grueso denominado ciego, por la válvula íleocecal.

Está construida esta válvula tan ingeniosamente, que permite el acceso de las materias fecales al ciego, impidiendo en absoluto que retrocedan al intestino delgado.

Tiene el ciego un apéndice o coletilla en forma de gusano, por lo que se lo denomina apéndice vermiforme, y cuando se inflama es causa de la peligrosa enfermedad llamada apendicitis.

Mide dicho apéndice de dos a doce centímetros de largo, de acuerdo con los sujetos, y se ignora con qué finalidad lo colocó allí el creador de la humanidad, pues parece que sirve sólo de estorbo.

No obstante, algunos fisiólogos sostienen que tiene por función producir un líquido lubricante, mientras creen otros que es el rudimento de un órgano útil en una muy lejana etapa de la evolución física.

Sigue al ciego el colon, que se divide en tres sectores: ascendente, transverso y descendente.

Esta porción del intestino grueso mide unos 155 centímetros, de longitud.

Pasa el ascendente por la derecha del abdomen; el transverso por encima de la masa replegada del intestino delgado, y el descendente por la izquierda del abdomen.

Forma en su extremo el colon descendente una especie de curvatura denominada flexión sigmoidea, donde se estrecha notablemente su diámetro para formar el recto, porción última del intestino grueso, que concluye en el ano, por donde salen los excrementos en el momento de la defecación.

En sus tres porciones, el intestino grueso puede considerarse como la cloaca colectora de los desechos de la digestión; y cuando se obstruye por cualquier causa o pierde el intestino su vitalidad de manera que no pueda ejercer los movimientos peristálticos que empujan los excrementos por todo su trayecto, sobreviene la constipación, el estreñimiento o demás inconvenientes intestinales, entre ellos la enterocolitis.

Por el contrario, cuando las materias fecales o heces se descomponen o pudren rápidamente, sobrevienen las diarreas.

Las paredes internas del colon presentan diminutos folículos que tienden a reabsorber en el sistema las heces retenidas por estreñimiento, de manera que el colon es entonces como el receptáculo de materias pútridas.

La propiedad absorbente de las paredes internas del colon se halla comprobada por haber absorbido ciertas sustancias que a propósito se le inyectaron y cuyos efectos fueron evidentes al cabo de pocos minutos.

A veces se administra el alimento, además, por medio de clisteres o lavativas, cuando no puede soportarlo el estómago del enfermo.

Vemos así que el colon puede absorber y llevar al organismo sustancias pútridas cuando queda obstruido por el estreñimiento.

Es un fenómeno semejante al de las cloacas obstruidas que devuelven al retrete de las viviendas domésticas las materias fecales.

La mayoría de la gente desconoce los riesgos graves del estreñimiento y, el peligro que supone demorar la defecación.

El colon es semillero de muchísimas dolencias.

CAPITULO V - Obstrucción intestinal

Requiere este capítulo muy cuidadosa lectura, por la gran importancia que para el bienestar físico tiene lo que vamos a exponer aunque no sea muy agradable.

Pero por ello aconsejamos precisamente el estudio detenido del asunto, a fin de eliminar de una vez para siempre su aspecto desagradable.

Vamos a hablar de la cloaca colectora que todos llevamos en nuestro organismo, y que la mayoría de las gentes convierten en ponzoñosa letrina, por ignorancia de las leyes naturales.

La cloaca intestinal, cuando no se procura su buen funcionamiento, por incomprensión o descuido, causa gran número de trastornos y dolencias que alteran la salud del individuo, a veces gravemente.

La cefalalgia, la acidez de estómago, la dispepsia, la indigestión, la acedía y otros trastornos proceden en gran parte, si no por completo, de la obstrucción intestinal.

Los granos, las costras y erupciones de la piel, la saburra de la lengua, el sudor maloliente, los estados febriles, la fetidez del aliento, la nerviosidad y muchos otros síntomas, derivan sobre todo de la pestilente y embozada cloaca que tantos llevan consigo sin saberlo.

Quien dude de ello se verá más obligado aún a estudiar cuanto manifestamos sobre el problema.

Que estudie este capítulo hasta el fin, y con seguridad desvanecerá toda duda.

El intestino grueso y especialmente los tres sectores de la porción denominada colon están expeditos en la mayoría de los animales y en las personas de vida saludable y normal.

No los obstruyen materias excrementicias y quedan libres de ellas por evacuaciones naturales.

No obstante, en la mayoría de las gentes que se creen civilizadas, pocas veces funciona normalmente el colon, y se cree que las siete décimas partes de dichas personas sufren en mayor o menor grado algunas de las varias formas de estreñimiento y constipación.

Los informes de los hospitales prueban que de 500 casos en que se observó el colon después de la muerte del enfermo, en la autopsia, sólo 50 lo tenían en condición normal.

Los demás se encontraban obstruidos por materias fecales endurecidas.

Conocen los yoguis de la India esta circunstancia desde hace muchos siglos, y también ahora la reconoce la moderna patología occidental.

Aun entre quienes se ufanan de tener todos los días una evacuación natural, suele manifestarse cierta obstrucción.

Manifiesta el especialista norteamericano doctor Forrest, a este propósito:

"Puede haber una y aún más de una evacuación diaria, y sin embargo estar el sujeto morbosamente constipado.

Recordemos que, en rigor, la constipación equivale al colon recargado.

Por lo tanto, si cada día se evacua parte de dicha carga por un extremo del colon, queda todavía cargado el otro extremo, de suerte que la constipación subsiste a pesar de la evacuación diaria."

Otro autor agrega:

"Los diarios movimientos del intestino no demuestran que el colon esté expedito. En efecto, los más graves casos de estreñimiento a que hemos asistido fueron aquellos en que diariamente evacuaba el enfermo."

Se admiran los autores médicos de la capacidad asombrosa del colon para retener los excrementos.

Obsérvase a veces que las materias fecales retenidas en el colon de un solo individuo hubieran podido llenar varios cólones de normales dimensiones.

En tales casos estaban distendidas las paredes del intestino, y como hinchadas por la gran cantidad de heces que contenían, duras como un embutido.

Hubo casos en que un individuo estuvo varias semanas sin evacuar.

Se cuenta que en determinada circunstancia la irrigación del colon expulsó huesos de cereza ingeridos muchos meses antes.

Son muy notables los casos de obstrucción intestinal que vamos a referir, y aunque no sean de lectura muy agradable, conviene fijarse en ellos por si sus circunstancias coinciden con las que en sí mismo notó el lector, y puede, en consecuencia, recurrir al remedio oportuno.

Aconsejamos que no sean pasados por alto estos casos, sino que se consideren atentamente.

El doctor H. T. Turner, de Walla Walla, población del estado norteamericano de Washington, narra el caso siguiente:

"En 1880 se murió un enfermo de inflamación de los intestinos, y solicité de la familia el permiso, que me concedieron, para efectuar la autopsia, pues yo tenía el convencimiento de que había de haber alguna sustancia en la válvula ileocecal, o cerca de ella, o acaso en el apéndice vermiforme.

La autopsia descubrió en la bolsa del ciego y en el orificio del apéndice gran cantidad de semillas de uva y rosetas de maíz.

Esta circunstancia, unida al estado de corrupción y ennegrecimiento del colon, indicaba la exactitud de mi diagnóstico.

Abrí el colon en toda su longitud de metro y medio, y lo encontré lleno de materias fecales, incrustadas en sus paredes y repliegues, en varias partes duras y secas como piedra pizarrosa, que obstruían el conducto intestinal hasta el punto de haberle ocasionado al enfermo, según dijo la familia, cólicos violentos, repetidos dos veces al mes algunos de ellos, sin otro alivio que el proporcionado por enérgicos purgantes.

Cuantos médicos lo visitaron creyeron que padecía cólicos hepáticos; pero yo colegí que la dura materia fecal de las deposiciones era ya crónica, como resultado de años enteros de acumulación, y había sido causa remota de la muerte del Sujeto.

La flexión sigmoidea del colon descendente estaba sumamente cargada y distendida hasta doble tamaño del natural.

Las heces endurecidas llenaban uniformemente el intestino, dejando en el centro un orificio del diámetro de un dedo, por donde pasaban las heces más recientes.

En la parte inferior de la flexión sigmoidea, poco antes de llegar al recto, y en el ángulo izquierdo del colon, donde tuerce a la derecha, había mogotes de heces putrefactas con muchos huevos de gusanos y varias larvas que habían roído la mucosa intestinal, ocasionando la grave inflamación del colon y partes adyacentes, anomalía que provocó la muerte del enfermo.

También ulteriores investigaciones atribuyeron a la misma causa las hemorroides que según parece padecía, desde un año antes.

Todo el colon estaba crónicamente inflamado; y no obstante, aquel enfermo se creyó bueno y sano hasta que la funesta ingestión de las uvas con sus semillas y de las rosetas de maíz agravaron mortalmente su dolencia."

El doctor Turner continuó sus investigaciones clínicas, que lo llevaron a la convicción de que la mayor parte de los adultos estaban más o menos afectados de la misma dolencia.

Vio que el intestino grueso en gran cantidad de pacientes adolecía de un trastorno muy parecido al del caso típico relatado anteriormente.

En la revista especializada Medical Examiner, un médico de Chicago refiere los siguientes resultados de sus investigaciones sobre el particular:

"Las fibras musculares de los intestinos son circulares unas y longitudinales otras. En el intestino grueso las fibras longitudinales son relativamente más largas que en el delgado.

La mayor longitud de las fibras longitudinales del intestino grueso permite la formación de alvéolos o cavidades en que se acumulan las heces, sin que de esta acumulación se den cuenta los médicos de cabecera.

Es indudable que a veces las materias excrementicias quedan acumuladas durante semanas, meses y aun años en las cavidades del colon, y ocasionan diversos síntomas, desde un simple catarro intestinal hasta las más graves enfermedades infecciosas.

Cuando la acumulación se reduce a las cavidades, el paso del colon está expedito.

En algunos casos, dicha acumulación es tan voluminosa como la cabeza de un feto y puede confundirse con un tumor abdominal.

Las porciones del intestino grueso más propensas a inflamación por la acumulación de heces son el asa sigmoidea del colon y el ciego, aunque pueden también sobrevenir en las demás porciones del intestino.

El colon ascendente se llena con mucha mayor frecuencia de lo que supone la patología académica.

Puede, afirmarse que mayor número de veces se acumulan las materias fecales en el colon ascendente que en el descendente, en contra de lo afirmado por la mayoría de los patólogos.

Cuando las acumulaciones son grandes, el aumento de peso del colon tiende a desplazarlo, y en este caso puede el colon transverso caer hacia las pelvis.

En el adulto llega el colon hinchado a tener hasta 38 centímetros de circunferencia exterior.

La densidad de las acumulaciones es muy variable, pues pueden ser tan duras como piedra berroqueña, resistentes al cuchillo, y confundirse con cálculos biliares, de suerte que aun los médicos expertos corren el riesgo de equivocarse en el diagnóstico.

Por su tamaño llegan a veces al extremo de oprimir los órganos abdominales y perturbar sus funciones, de suerte que se toma por trastornos hepáticos y renales lo que en realidad no es más que el resultado de la opresión ejercida en el hígado o en los riñones por las heces intestinales.

Se han observado algunos casos increíbles de acumulación intestinal, tanto que la cantidad de heces aglomeradas en el colon y el recto hubiera bastado para llenar un cubo de mediana capacidad.

Desde luego que tan enormes acumulaciones son excepcionales, y precisamente por su mucho volumen puede, cualquier médico darse cuenta de ellas por medio del tacto.

Si los excrementos son negruzcos o de color verde oscuro será indicio de que han estado acumulados desde tiempo atrás en el intestino.

La absorción de las heces por la mucosa del intestino grueso ocasiona diversas enfermedades, entre ellas la anemia, fetidez de aliento, erupciones cutáneas, trastornos cardíacos, fiebres palúdicas y tifoideas, vértigos, jaquecas, etcétera.

La excesiva distensión del intestino ciego y del asa sigmoidea del colon amenaza ocasionar la hidropesía y el entumecimiento de las piernas y calambres."

De este modo la fisiología occidental corrobora las enseñanzas índicas del Yoga Hatha.

Se infiere de todo lo expuesto que la necesidad del baño interno deriva del incumplimiento de las leyes fundamentales de la Naturaleza en lo relacionado con las evacuaciones intestinales.

Los hábitos viciosos de la vida seudo-civilizada son causa de tal quebrantamiento, pues el hombre primitivo vivía en contacto con la Naturaleza, del mismo modo que los animales salvajes, y los trastornos derivados de la acumulación de heces en el intestino grueso no lo afectaban.

Pero, como nos encontramos en presencia de las condiciones establecidas por la errada civilización, es imprescindible que la ciencia proporcione una terapéutica capaz de curar la obstrucción intestinal e impedir que se reproduzca.

"Pero las acumulaciones más peligrosas son las de menor tamaño, pues por de pronto, no molestan y pasan inadvertidas, de suerte que muchísimas personas las tienen sin sospecharlo, hasta que cualquier incidente acelera sus morbosos efectos.

Dichas personas se satisfacen con evacuar diariamente; pero su color cetrino, su lengua sucia y sobre todo el aspecto de sus deposiciones bastan para afirmar que son víctimas del estreñimiento.

La evacuación diaria no prueba que el intestino grueso esté libre de acumulaciones fecales, pues precisamente los casos más graves de estreñimiento que hemos tenido fueron aquellos en que el sujeto evacuaba diariamente.

El color de las deposiciones facilita el diagnóstico de la acumulación intestinal. La peor característica de un intestino grueso obstruido es quizá que se convierte en semillero de innumerables gérmenes patógenos que, introducidos en la sangre por absorción, emponzoñan todos los órganos del cuerpo."

Investigadores eminentes, dedicados a esta importantísima cuestión, descubrieron que la mayor parte de las morbosas condiciones del organismo humano, que degeneran en las distintas enfermedades, son síntomas de una sola causa básica y tienen origen en los gérmenes patógenos que se desarrollan en las pútridas acumulaciones fecales del intestino grueso.

Se han generado estos gérmenes en las hediondas acumulaciones intestinales, y absorbidos por la mucosa del colon, pasaron a la sangre, que con ellos contaminó todos los órganos del cuerpo, en donde dejó semillas de enfermedad, dolor, muerte y destrucción.

Por eso, mucho más cuerdo que entretenerse sin combatir los síntomas es atacar el mal de raíz, resueltamente, y conjurar las condiciones que ocasionaron el trastorno.

No es posible que goce de salud cabal quien tiene en el organismo una oculta y hedionda cloaca propagadora de malsanas emanaciones que afectan a todo el cuerpo.

¿Qué diríamos de una ciudad en la cual su red de cloacas desparramara sus pútridas emanaciones, atentando contra la salud del vecindario?

¿Por qué no aplicar a la higiene privada las prácticas de la pública y desinfectar oportunamente la cloaca intestinal que llevan consigo la mayor parte de las gentes?

La causa radica, por lo regular, en el desconocimiento de la condición verdadera de las cosas, y conviene por eso esclarecer este punto enigmático, a fin de que todos cuantos lo necesiten puedan remediar sus morbosas condiciones y restituirse el estado normal de salud.

Algo más que los ordinarios síntomas de estreñimiento es preciso combatir. Debemos evitar la contaminación de la sangre, el encenagamiento de la fuente de la vida fisiológica.

La acumulación de desechos en el intestino grueso repercute en el estómago y en el intestino delgado, y provoca la indigestión y la dispepsia a causa de impedir el paso natural de los alimentos por el tubo digestivo.

Es así porque, retenidas más tiempo del necesario en el estómago y en el intestino delgado, porque el grueso les impide el paso, las materias alimenticias están expuestas a fermentar y acedarse, produciendo flatulencias molestas, hiperclorhidria y otros trastornos digestivos.

Además, se perjudican el hígado y los riñones, cuyo funcionamiento es entorpecido.

La fiebre no tarda en aparecer y el organismo sucumbe a las condiciones morbosas.

La Naturaleza se vale de los riñones y de la piel para eliminar del organismo muchos desechos; pero ambos órganos excretores concluyen por rendirse y fatigarse.

La piel se llena de granos, costras, verrugas y otras erupciones más o menos herpéticas.

Todo esto y mucho más, procede de la suciedad intestinal, pues en tales circunstancias el colon es como una cloaca que nunca se atiende debidamente.

Para que los síntomas morbosos desaparezcan basta con desinfectar la cloaca.

En conclusión, podemos decir que el embozado intestino grueso produce la septicemia o envenenamiento de la sangre.

Y como la sangre es la fuente de que se nutre todo el organismo, el manantial de vida fisiológica, por así decirlo, se comprende fácilmente que si conseguimos eliminar del manantial de vida el tóxico que lo contamina, el fluido vital circulará libre y puro, llevando en sí fuerza, salud y vigor, en vez de enfermedad, dolor y muerte.

Este asunto nos parece de sobra importante para merecer la atención de cuantos consideren la salud como el mayor bien de la vida física.

La corriente medicina alopática acierta por una parte cuando aconseja mantener el "vientre libre"; pero se equivoca, a nuestro modo de ver, en la exposición de los medios para lograr el expedito funcionamiento del tubo digestivo y el de los intestinos en particular.

Una vez explicadas las condiciones del mal, veamos cuáles pueden ser sus remedios.

CAPITULO VI - El baño interno

La mayor parte de las gentes, después de convencerse de la verdad de nuestras afirmaciones y hechos explicados en el capítulo anterior, se apresurará a hacer cuanto esté a su alcance para normalizar los intestinos.

Pero, en lugar de usar métodos y procedimientos, saludables, quizá se administre laxantes, purgantes, píldoras, sellos, jarabes, aguas minerales y demás medicamentos de la farmacopea alopática.

Tal es la propensión natural de quienes están acostumbrados desde su infancia a oír que hay medicamentos capaces de remover los intestinos.

Sin embargo, no es éste el mejor tratamiento. Hay otros muchísimos más eficaces, según veremos.

¿Qué es una medicina catártica?

Dirán algunos que es un purgante suave. Pero un purgante, ¿qué es?

Un medicamento que purga, sin duda. Y purgar, ¿qué significa?

Limpiar los intestinos por evacuaciones frecuentes.

Perfectamente. Eso de limpiarlos intestinos parece muy satisfactorio. Pero, ¿un purgante limpia en realidad los intestinos?

A muchos les resultará ridícula esta pregunta. Sin embargo, quienes hayan investigado a fondo este, punto reconocerán que es sumamente razonada y que ha de sorprender la respuesta a la mayoría de las personas.

Está muy generalizada, en primer lugar, la creencia de que un purgante actúa de manera misteriosa y tiene la virtud de expeler la materia fecal que obstruye el intestino.

No es exacto esto; porque el purgante no tiene de por sí tal virtud ni es capaz de remover las heces reunidas en el intestino, ni por reacción química, ni por reacción mecánica.

Lo que sucede realmente es que tal medicina tiene en su composición substancias repugnantes al estómago y a los intestinos, sobre los cuales actúan como irritantes y revulsivos.

El organismo se apresura a reaccionar contra tales substancias irritantes y produce determinados humores que suavizan y lubrican las mucosas, determinando la contracción de las paredes del estómago e intestinos para eliminar las substancias extrañas.

El efecto del purgante tiene por causa los instintivos esfuerzos del organismo para expulsar las substancias perjudiciales, de la propia suerte que elimina y expulsa otras toxinas por los riñones, la piel o la vía que más expedita encuentre.

El individuo suele notar la acción del purgante en el tubo digestivo con dolores y retortijones parecidos a los que acometen al que ingiere un veneno, pues el purgante no es sino un veneno de escasa actividad.

Desde luego que al expulsar la substancia extraña que entra en la composición del purgante, también expulsa el organismo alguna cantidad de heces ablandadas por los fluidos segregados.

A esto se reduce todo. Pero el semi-obstruido intestino grueso no se limpia totalmente con tal procedimiento, según veremos más adelante.

Es deplorable el uso de purgantes, por varios conceptos. Así, un famoso médico inglés, ha dicho:

> *"No hay hábito más pernicioso para la digestión estomacal ni más extendido que el purgarse frecuentemente."*

Los purgantes irritan el estómago y los intestinos, y les inducen a no cumplir por espontáneo y natural proceso sus funciones normalmente.

Una vez adquirido el funesto hábito de andar siempre con las purgas, resulta que se acostumbran también los intestinos a no funcionar sin el estímulo de la píldora, el jarabe, el sello, la pócima o la pastilla.

La revulsivo acción del purgante obliga al organismo, además, a secretar o excretar varios humores reaccionantes contra la droga nociva, que de por sí expulsa el organismo, como lo demuestra la debilidad y dejadez que el individuo experimenta después de tomar un enérgico purgante.

No puede provenir la debilidad de la evacuación de las heces, pues este acto produce una sensación agradable de bienestar y alivio.

La debilidad es causada por el morboso desgaste de la energía vital del sistema. Además de las razones aducidas hasta ahora en contra del uso de purgantes, todavía hay otra igualmente importante, si se tiene en cuenta el punto capital del asunto, o sea la evacuación de las materias fecales.

Como dijimos en el capítulo anterior, en apariencia puede estar el intestino grueso normalmente expedito, y no obstante tener heces acumuladas en sus cavidades.

Una persona puede evacuar diariamente y estar afectada, no obstante, de estreñimiento o constipación.

Es probable también que continúe estreñido un sujeto que concluya de soportar una grave enfermedad.

Porque es preciso reconocer de una vez para siempre que el estreñimiento supone retardo y dificultad, pero no la imposibilidad del paso de las heces por los tres sectores trayectos del intestino grueso.

Efectivamente, el organismo se esfuerza todo lo que le es posible en desembarazarse de las heces, y abre en su esfuerzo un pequeño canal a través de la masa aglomerada, por donde se efectúa la diaria evacuación.

Cuando se toma una purga, pasa por ese canal y arrastra cierta cantidad de las materias excrementicias endurecidas.

Resulta evidente, por lo tanto, que se ha de hacer algo más para librar el intestino grueso de las duras heces que lo obstruyen.

A ese efecto, se impone limpiar completamente la Cloaca intestinal.

Si tenemos un caño, un tubo o un conducto cualquiera en el que se han incrustado malsanas acumulaciones, ¿qué hacemos?

La respuesta es sencilla: lo limpiamos con chorros de agua, con alcohol o con cualquier líquido disolvente.

Y cuando preguntamos qué ha de hacerse para baldear la cloaca intestinal, que ocupa casi la mitad de la cavidad del abdomen y se encuentra llena de heces, las cuales van aumentando día a día y cuyas emanaciones penetran en todo el organismo e infectan el aliento, ¿cuál sería la respuesta?

La que Perogrullo, si resucitara, podría dar limpiar la cloaca a fuerza de chorros de agua.

Es esto precisamente, lo que se logra con el baño interno, cuyo procedimiento vamos a explicar.

Ha llamado mucho la atención de los higienistas de occidente y del público en general, durante los últimos veinte años, el principio del baño interno o irrigación intestinal.

Son muchos quienes se atribuyen en los Estados Unidos la gloria de la invención del baño interno; pero lo más probable es que hayan actuado con independencia unos de otros y les corresponda a todos por igual.

No obstante, esta invención o descubrimiento fue sólo el redescubrimiento o reinvención de un principio ya conocido y practicado desde hace muchos siglos por los indos y otros pueblos orientales.

Hay más aún sobre el particular, porque se cree que los arios primitivos aprendieron el procedimiento del baño interno de unas aves de largo pico de los países orientales, que lo ponían en práctica para curarse el estreñimiento proveniente de haber comido cierta especie de bayas indigestas de algunos arbustos de aquellos países.

Un antiguo autor confirma esta opinión manifestando que los arios aprendieron el uso del baño interno de un ave de largo pico que había en las orillas del Ganges, a la que se le vio introducir el pico en el río, llenarlo de agua y enseguida darse una lavativa.

Cuéntase que la misma costumbre se ha observado en diversas especies de agachadizas.

Dice el naturalista Plinio que la costumbre de estas aves dio a los médicos egipcios la idea de la lavativa o ayuda, denominada clister o enema técnicamente, y algunos historiadores chinos hacen la misma afirmación respecto de su país.

Es así que la práctica de la ayuda o lavativa parece ser universal, pues la conocían ya las aves de dicha especie siglos antes que apareciese el hombre sobre la tierra.

Pero hay mucha diferencia entre los clisteres occidentales, que inyectan el agua en los intestinos valiéndose de una jeringa o de un irrigador, y el peculiar método de los yoguis orientales.

Consiste el ordinario clister occidental en inyectar una pequeña cantidad de agua fría, tibia o caliente, según el caso, en el recto, con infusión de alguna substancia medicamentosa, o que así lo parezca, con lo que limpian a lo sumo la última porción del intestino grueso y parte inferior del colon.

Por lo pronto diremos que es más saludable que la administración de purgantes, pero el método indo va mucho más allá y produce mejores resultados.

El baño interno, denominado también irrigación intestinal, consiste en inyectar uno o dos litros de agua caliente en el intestino grueso, de manera que el chorro llegue al colon para remover los grumos de materias fecales que envenenan el organismo, al mismo tiempo que dar un baño suave de humedad a los riñones.

Parece tan sencillo este procedimiento, que quien no haya estudiado el problema diga o piense, quizá, que los médicos e higienistas occidentales no hubieran desconocido o desechado un tratamiento tan simple en el caso de no presentar algún grave inconveniente.

La sencillez, precisamente, es el carácter de la verdad, y por la sencillez del procedimiento no se les hubiera ocurrido jamás a los terapeutas occidentales, pero hace unos años cayeron en la cuenta de los graves peligros que suponía para la salud la obstrucción intestinal y aun la aglomeración de materias fecales endurecidas en las cavidades o alvéolos de las paredes internas del colon.

Los pocos higienistas y médicos que estudiaron detenidamente esta cuestión se vieron presionados por la imperante rutina y cubiertos de ridículo, hasta que un nuevo interés por el asunto obligó a los profesionales a reconsiderarlo, y se convencieron de la bondad del procedimiento.

Muchas gentes de los Estados Unidos que siguen la terapéutica de Thompson, la cual consiste en provocar el sudor y el vómito, también han adoptado el procedimiento del copioso enema de agua caliente por medio de la jeringa, y aun con mucha mayor eficacia y prontitud, valiéndose de los aparatos modernos fundados en la presión del agua.

La usual cantidad de agua se reducía a medio litro; pero algunos de los más radicales se aventuraron a emplear hasta un litro, a pesar de que los médicos no consentían dosis tan excesivas a su juicio.

El doctor Joel Shew, por los años de 1850, recomendó en su Manual de Hidroterapia la copiosa inyección, de manera que el agua llenara buena parte del colon.

Manifestaba dicho doctor:

"La completa irrigación de la parte inferior del colon estimula los movimientos peristálticos, y la absorción y trasudación del agua reblandece y diluye las heces, de modo que quedan expeditas las tres porciones del intestino grueso y se efectúa sin dificultad la defecación."

En 1825, antes del doctor Shew, el destacado hidroterapeuta doctor Priessnitz ya había expuesto los resultados beneficiosos obtenidos con el mismo método.

Estos precursores de la moderna hidroterapia no echaron de ver, sin embargo, que la idea capital de los higienistas indos era la frecuencia peligrosa con que se aglomeran las heces en el intestino grueso.

La manera de actuar de dichos precursores se dirigía hacia la parte inferior del colon y en especial al asa sigmoidea o curvatura que hace el colon inmediatamente antes del comienzo del recto.

Es así que tal procedimiento, por bueno que fuese en su época y a juicio suyo, por aquello de que más vale algo que nada, sólo alcanzaba incidentalmente el verdadero foco del mal.

Quizá el primero que comprendió en occidente la importancia y eficacia del tratamiento fue el doctor neoyorquino Wilford Hall, cientificista y clérigo, autor de muchas obras científicas, filosóficas y religiosas. Al perder la salud, el doctor Hall hizo denodados esfuerzos para recobrarla y probó los más diversos tratamientos.

Se fijó casi fortuitamente en el estado de los intestinos y no tardó en descubrir el porqué de sus dolencias.

Empezó a tratarse hidroterápicamente con resultado admirable, pues al cabo de muy poco tiempo volvió a encontrarse fuerte y vigoroso.

Después sometió al mismo tratamiento a algunos parientes y amigos, con idéntico resultado.

Por último, creyendo que tal descubrimiento podría ser de pública utilidad, y como tenía también el espíritu mercantil de los norteamericanos, en 1880 publicó un folleto intitulado Sistema terapéutico del Dr. A. Wilford Hall, del que vendió millares de ejemplares al precio de cuatro dólares en un principio y diez, varios después a dos.

Millares de familias conocieron el procedimiento de la irrigación intestinal, gracias a la propaganda del doctor Hall; pero restan aún millones de individuos necesitados de conocerlo, pues ni oyeron hablar nunca de él.

Fue también de los primeros en practicarlo el doctor H. T. Turner, de Walla Walla, en el estado de Washington, a quien citamos en el capítulo anterior.

No obstante, como pasa con toda novedad, los partidarios más fanáticos de la irrigación intestinal abusaron del procedimiento hasta el extremo de caer en la manía.

Aquellos llegaron al extremo de afirmar que no había por qué preocuparse del natural movimiento de los intestinos, sino confiar absolutamente el enema administrado una o dos veces por semana para mantener limpio el intestino.

Hemos de protestar contra este abuso, por considerarlo tan anormal como la viciosa costumbre de purgarse, y pedimos enérgicamente que se rechace semejante fanatismo.

Mucho se pierde y nada se gana con separarse de los procedimientos y métodos naturales.

Si viviesen los hombres de acuerdo con las leyes de la Naturaleza, no tendrían necesidad de la irrigación intestinal.

Pero, desde el momento que han consentido la conducción antinatural del embotamiento del colon, han de usar, el procedimiento más eficaz para que el organismo recobre sus fueros.

Y no conocemos ningún procedimiento tan eficaz como el baño interno o irrigación intestinal, por lo que aconsejamos su uso, teniendo en cuenta nuestras prescripciones.

Sin embargo, una vez alcanzada la normalidad intestinal, ha de prescindirse de la irrigación y dejar que haga su obra el organismo, ayudado por la cantidad conveniente de fluidos cuya secreción favorezca el agua bebida en el transcurso del día, según explicamos en un capítulo anterior.

No aconsejamos, por lo tanto, el, uso constante del baño interno o irrigación intestinal, sino lo contrario precisamente, esto es, que sólo se ha de administrar cuando se tengan indicios vehementes de la aglomeración de heces en el intestino grueso y particularmente en el colon.

Téngase en cuenta que, antes que pueda recobrar sus fueros el organismo, es preciso hacer una buena catarsis intestinal, de manera que se realice normalmente el último acto de la digestión.

Es muy sencillo el procedimiento de administrar el baño interno o irrigación de los intestinos.

Quienes se habitúan a administrarse enemas o administrarlas a otros no necesitan que se les den mayores instrucciones al respecto.

Pero a aquellos que no se han visto precisados en su vida a manejar la jeringa es conveniente hacerles algunas indicaciones.

No obstante, quienes se hallan familiarizados con la modalidad ordinaria de enemas han de tener en cuenta que hay una diferencia radical entre las teorías de un procedimiento y otro.

En el antiguo modo de administrar un enema, la idea fundamental era que las heces estaban amontonadas en el recto y en el agua sigmoidea del colon.

Por lo tanto, no les parecía necesario a los antiguos hidroterapeutas más que medio litro de agua para despegar las heces endurecidas que suponían detenidas en recto.

El recto y el asa sigmoidea pueden ser irrigados perfectamente por la inyección de medio a un litro de agua caliente, y cuya capacidad es la misma aproximadamente que la de la porción de intestino grueso comprendida entre el ano y un poco más arriba del asa sigmoidea.

Dudaban los primitivos hidroterapeutas de si el agua podría alcanzar este punto a menos de inyectarla con fuerte presión, y de todos modos no creían conveniente administrarla con la presión que a su juicio era necesaria para que llegase a dicho lugar del intestino, pues se imaginaban que la aglomeración de heces se limitaba a las porciones intestinales adonde llegaba el agua procedente de la jeringa o del irrigador.

Tiene por objeto el enema común limpiar la porción de intestino grueso denominado recto.

Se inyecta algo así como, medio litro de agua, que no tarda en evacuarse arrastrando las materias fecales acumuladas en el recto.

La irrigación intestinal tiene por finalidad inyectar gradualmente el agua, de manera que vaya ocupando todas las porciones del intestino grueso y se detenga en ellas el tiempo necesario para ablandar y diluir las heces incrustadas en las paredes del colon.

La posición del cuerpo debe ser la que tenga por costumbre el individuo. Unos se ponen de rodillas, mientras otros prefieren acostarse, y en este caso recomendamos la posición decúbito derecho, que es la más conveniente respecto a la situación correspondiente de las tres posiciones del colon en la cavidad abdominal.

El pitón de la goma o la punta de la jeringa, según el instrumento usado, se lubrica con un poco de aceite de oliva o de vaselina, para disminuir el rozamiento.

Introducido en el ano, se inyecta lenta y gradualmente el agua tan caliente como pueda soportarse.

Los que se aplican por primera vez el tratamiento experimentarán el vivo deseo de evacuar enseguida el agua inyectada.

Con un poco de ejercicio del poder de la voluntad, sin embargo, y manteniendo un breve rato en posición el instrumento después de inyectada el agua, será fácil retenerla el tiempo preciso para que produzca el efecto deseado.

Se repite pasados unos tres minutos la inyección, pero si es irresistible el deseo de evacuar, se descarga el agua primeramente recibida, que sin duda arrastrará algo de excrementos, y enseguida se insiste en la irrigación.

No se tardará, con un poco de práctica, en vencer las dificultades que parecieron insuperables al principio.

Como dijimos, para la primera inyección un litro de agua basta, y después de inyectada, si se está ya acostumbrado a retenerla, conviene que durante los tres minutos de espera para la segunda inyección se haga un masaje de amasamiento en el abdomen, con lo que fácilmente se despegarán las masas adheridas a las paredes del colon.

La mejor hora para el tratamiento es por la noche, antes de irse a la cama, aunque algunos prefieren aplicarse el baño interior por la mañana, al levantarse.

El agua ha de estar, como hemos dicho, tan caliente como el individuo pueda resistirla, así que no vale la pena fijar grados de temperatura, pues unos la resistirán a 40° y otros a 60°.

Es aconsejable que el individuo sumerja el codo desnudo en el agua, y si no le quema será prueba de que tampoco ha de molestarle en el intestino.

Nunca ha de inyectarse el agua precipitadamente, sino que ha de dársele tiempo a que vaya llenando el intestino.

Parecerá al principio que después de la primera inyección no cupiera ya más agua; pero, pasados los tres minutos de espera con el indicado amasamiento del abdomen se notará que está aún el intestino en disposición de alojar bastante mayor cantidad.

Conviene advertir que el amasamiento del abdomen ha de hacerse de derecha a izquierda, pues en sentido contrario dificultaría en lugar de estimular la operación.

A los diez minutos de concluida, sobre todo si camina un poco, el individuo tendrá ganas de evacuar y descargará el agua del baño.

Se sorprenderá las primeras veces que se aplique el tratamiento, y acaso se disguste al observar el aspecto de las deposiciones.

Saldrán del intestino en algunos casos gruesas pellas o burujos de añejos excrementos cubiertos de una capa verdosa como de cardenillo, tan repugnantes al olfato como a la vista.

Otras veces, los grumos son negros como carbón, todo lo ,cual comprobará la verdad de las afirmaciones expresadas respecto del peligro que suponen para la salud las masas fecales largo tiempo retenidas en el intestino grueso.

Después de algún tiempo de tomado el baño interno, el individuo notará que orina más abundantemente.

Ocurre así porque las paredes del colon han trasudado parte del agua inyectada que los riñones absorbieron.

Dicen algunos hidroterapeutas que después de la evacuación final del agua del baño conviene darse una corta inyección de agua caliente y retenerla cuanto sea posible, a fin de que, ya limpias, las paredes del colon la trasuden con mayor facilidad y produzca en los rigores su beneficioso efecto.

Aconsejan otros hidroterapeutas, en caso de muy pertinaz estreñimiento o si el intestino grueso está congestionado, la adición al agua caliente de una cucharada de glicerina, lo que favorecerá el reblandecimiento y despegue de las materias fecales endurecidas y al propio tiempo servirá de lubricante de las paredes intestinales.

Preguntan muchos si el baño interno puede debilitar el organismo.

La contestación, abonada por la dilatada experiencia de numerosos hidroterapeutas, es que, por el contrario, produce efectos saludables, pues todos cuantos emplean este tratamiento perciben considerable aumento de vitalidad, mayor placidez de ánimo, gusto por el trabajo y redoblada alegría de vivir, gracias a que se han restablecido las condiciones normales del organismo.

En lugar de debilitar al intestino grueso, este tratamiento restaura su función normal por efecto de la eliminación de las embarazosas materias que lo ensuciaban.

Pregunta muy natural es la de cuán a menudo debe aplicarse el tratamiento. Responderemos a esto que al principio debe aplicarse tres noches seguidas. Después tres veces más, pero una noche sí y otra no.

Otras veces, a continuación cada tres noches. Tres veces más, por último, cada semana.

Concluido el tratamiento, deben estar ya restablecidas las normales condiciones, de manera que siguiendo el consejo indicado en capítulos anteriores, de beber diariamente dos litros de agua, el individuo podrá mantener los intestinos en buena condición.

Una vez por mes deberán darse el baño interno quienes no hacen suficiente ejercicio, no tienen tiempo de dedicarse a la gimnasia doméstica y llevan una vida demasiado urbana o muy sedentaria.

A fin de no descuidar el tratamiento, conviene fijar la fecha del mes.

Algunos hidroterapeutas que propician el baño interno recomiendan que después de evacuada el agua de la inyección y descargado el contenido intestinal, se vuelva a inyectar una pequeña cantidad de agua, algo así como medio litro, a la temperatura ordinaria, con el objeto de fortalecer el intestino grueso y partes adyacentes.

Es sabido cuán fortalecedora del organismo es una fricción o ducha de agua fresca después de un baño caliente, como se practica en el denominado baño turco.

Recordamos esto al solo efecto de instruir a quienes así prefieren hacerlo, aunque no es preciso y puede prescindirse de ello sin inconveniente alguno.

De todas maneras, si quedara cualquier duda respecto a la aplicación del tratamiento, convendrá consultar con algún hidroterapeuta muy experto, pues, como todos los agentes naturales, el uso del agua entraña ciertos riesgos cuando no se acierta con su correcta aplicación.

CAPITULO VII - Funciones de la piel

La mayor parte de la gente que desconoce la estructura fisiológica de su cuerpo se imagina que la piel sirve solamente descubierta externa, como una especie de armadura cuya misión es resguardar los blandos tejidos interiores y protegerlos del contacto con sustancias irritantes.

No obstante, la piel es un órgano tan importante como cualquier otro, pues no hay ninguno en nuestro, cuerpo que no desempeñe una función indispensable para la continuidad de la vida fisiológica.

La piel tiene las siguientes funciones:

1. Cubrir los órganos internos del cuerpo y protegerlos.
2. Transmitir al cerebro, a través de los nervios, las percepciones propias del sentido del tacto.
3. Regular la temperatura del organismo.
4. La excreción de parte de las impurezas de la sangre.
5. La absorción de las substancias asimilables con las que es puesta en contacto.
6. La respiración lenta denominada transpiración, accesoria de la pulmonar.

Esta séxtuple función que desempeña maravillosamente la piel, sin que una modalidad entorpezca las otras cinco, sirve de auxilio eficaz a los riñones, intestinos, pulmones, hígado y otros órganos, y, por consiguiente, a una importante parte del sistema.

Afirman los más notables fisiólogos que la piel es un protector poderoso contra las substancias nocivas, tanto del interior como del exterior.

Está constituida la piel por dos capas distintas:

1. La dermis, o verdadera piel.
2. La epidermis, también denomina a cutis.

La dermis o verdadera piel. es la capa interna colocada debajo de la epidermis y compuesta de una compacta masa reticular, a modo de malla, que tiene las terminaciones de los nervios, las glándulas sudoríficas, los folículos del pelo, las fibras musculares y los vasos capilares sanguíneos y linfáticos.

La dermis descansa sobre el tejido denominado subcutáneo, que presenta grasas y mayores fibras musculares, vasos linfáticos y sanguíneos, y nervios.

Se extiende la epidermis o cutis sobre la dermis y está enteramente constituida por células sin fibras musculares ni nervios, ni vasos linfáticos ni sanguíneos.

Forman algunas células de la epidermis la capa pigmentaria que da al cutis el característico color.

Las células de la epidermis van renovándose con frecuencia.

Se desprenden las células muertas en forma de escamas, y son substituidas por las células nuevas originadas en la dermis, que las empuja hacia arriba, y se endurecen en mayor o menor grado de acuerdo con la complexión del individuo.

Como la epidermis carece de nervios, es insensible y se la puede cortar o pinchar sin provocar derrame de sangre, por no tener vasos sanguíneos.

Cuando uno se pincha con un alfiler o se corta con un cuchillo y experimenta dolor y brota sangre, es porque el pinchazo o herida atravesó la epidermis y lesionó la dermis.

Aunque parezca que la epidermis permanece intacta, la verdad es que cada día se renuevan millares de sus células.

Pero son tan pequeñas, casi microscópicas, que el individuo sólo nota cuando se aglomeran en cantidad extraordinaria y formando escamas se desprenden, por lo que se dice que muda la piel.

Se forman estas escamas a causa de la intensa transpiración y por las grasas del sistema y se desprenden al bañarse o lavarse.

Como saben perfectamente los cirujanos, cuando, al tratar una fractura, se saca el apósito enyesado que el paciente ha tenido puesto algunos días, se recoge un polvillo que ha caído de la dermis y que no es más que la multitud de células muertas y desechadas.

Al considerar la función primera de la piel, o sea la de proteger los blandos y delicados tejidos internos, nos sorprende la obra admirable de la Naturaleza a este respecto.

Es sumamente elástica e igualmente suave y tenaz.

Por la piel recibimos la diversidad de sensaciones que corresponden al sentido del tacto.

Millones de nervios sensorios, o de filamentos de estos nervios, mejor dicho, concluyen en la piel y percibimos por medio de ellos el contacto inmediato con los objetos exteriores.

Conocemos por ellos si son duras o blandas las cosas, ásperas 0 lisas, frías o calientes, así como su cualidad y el grado de resistencia de cada una.

En nuestra piel hay puntos que reciben la sensación del frío, y otros la del calor. Enseña la fisiología algo muy curioso referente a estos puntos de frío y calor, pero sólo los mencionaremos aquí de paso, porque no entran de lleno en nuestra presente consideración.

La piel es sumamente flexible y en el mismo grado resistente.

Con suma rapidez repara sus pérdidas y quebrantos, y aunque desecha sin cesar células muertas, enseguida las sustituye con las nuevas.

Es una armadura adaptada admirablemente al papel que desempeña.

Es sorprendente también la adaptación del medio al fin en la segunda función de la piel, consistente en transmitir por medio de los nervios las percepciones táctiles al cerebro.

Es el verdadero órgano del sentido del tacto.

Asimismo, la piel está cumplidamente adaptada a la regulación de la temperatura del cuerpo.

Es tan extensa su red vascular, que en caso necesario puede atraer y retener cerca de la mitad de la sangre circulante por todo el cuerpo, al que protege así contra los efectos de un frío extremadamente fuerte.

La "reacción" o flujo de sangre a toda la periferia de la piel después de tomar un baño de inmersión o una ducha de agua fría es prueba de ello.

Tenemos, por otra parte, la transpiración de la piel, cuyo objeto es refrescar el cuerpo en el rigor del verano por medio de la evaporación del sudor.

Excreta el individuo generalmente de un cuarto de litro a medio litro de transpiración en 24 horas, y como se comprende fácilmente, es más intensa en verano que en invierno.

En circunstancias extraordinarias, como les sucede a quienes trabajan en los hornos y los fogoneros de las máquinas de vapor, terrestres y marítimas, transpira la piel de uno a dos y medio litros por hora.

En la cuarta función de la piel, cual es la expulsión de parte de los residuos del organismo, vemos otro ejemplo de la obra admirable de la Naturaleza.

La mayor parte de los desgastes y desechos del organismo se eliminan por el intestino grueso y los riñones.

Pero se eliminan desechos también en el acto respiratorio de la espiración y a través de la piel.

Este maravilloso órgano, de múltiple funcionamiento, tiene unos tres millones de glándulas sudoríficas, que si se colocaran una junto a otra en hilera llenarían una longitud de cerca de ocho kilómetros.

Los desechos de todas las partes del cuerpo van a parar a las venas, cuya sangre está cargada de impurezas.

Parte de estas impurezas se queman en los pulmones cuando en la inspiración el oxígeno del aire convierte la sangre venosa en arterial.

Los riñones van segregando lentamente otra porción de la sangre, y se excreta en forma de orina.

Otra parte de las impurezas y desechos se expulsa por la piel, en forma de transpiración.

Cuando los riñones están débiles o funcionan perezosamente, la piel acude en, su auxilio y realiza mayor trabajo de eliminación.

Las glándulas sudoríficas de la sangre filtran el agua en que los desechos están disueltos y la llevan a la superficie, por donde sale a través de la infinidad de agujeritos denominados poros que acribillan la piel.

No se nota la transpiración a menos que haga mucho calor o que trabajemos con gran esfuerzo muscular o con demasiada nerviosidad a veces.

La piel en estos casos se cubre de gotas más o menos gruesas de sudor, las cuales la bañan a veces copiosamente al juntarse en chorro.

No obstante, si el clima es muy seco, tampoco suele notarse en verano la transpiración, porque la sequedad del aire evapora inmediatamente el sudor.

Pero si el clima es húmedo, la transpiración alcanza extremos sofocantes. Analizando químicamente el sudor se encuentran residuos orgánicos, materias excrementicias e impurezas muy semejantes a las contenidas en la orina.

Tales desechos son ponzoñosos, y el organismo se esfuerza en eliminarlos.

Cuando el intestino grueso, particularmente el colon, se encuentra obstruido o cargado de materias fecales, la transpiración es fétida, porque elimina mucha parte de la materia excrementicio que los intestinos deberían evacuar.

Se advierte fácilmente cuán importante es mantener la piel sana y limpia, a fin de que lleve a cabo cumplidamente sus diversas funciones, todas ellas a cual más necesaria.

Refiérese el caso de un niño de pocos años a quien, con motivo de un festejo popular, disfrazaron de amorcillo, y para que estuviera más en carácter le cubrieron todo el cuerpo con hojas engomadas de papel dorado.

En otras oportunidades, para representar el papel de comparsa salvaje en un espectáculo teatral, hubo quien se embadurnó con betún o barniz negro la piel.

En tales casos se pagó con la vida el error tan inconscientemente cometido. Muchas enfermedades contagiosas provienen de que, por una parte, la cloaca intestinal está cargada hediondamente, y por otra, la suciedad acumulada obstruye los poros de la piel.

Respecto a la función de la piel, que también consiste en absorber ciertas substancias con las que se la pone en contacto indicaremos algo al describir los tratamientos hidroterápicos fundándose en la propiedad física de la materia líquida denominada ósmosis, en sus dos fases la endósmosis y exósmosis.

Al estudiar la sexta función de la piel, o sea la de servir de accesorio a. la respiración, vemos que actúan los poros de la piel del mismo modo que los pulmones, pero en mucho menor grado.

Los poros absorben una pequeña cantidad de oxígeno del aire y exhalan una cantidad proporcional de anhídrido carbónico.

Opinan algunos fisiólogos que la piel efectúa la quincuagésima parte de la función respiratoria.

En los salvajes, que van desnudos o casi desnudos, es muy probable que la piel desempeñe una parte mucho mayor de la función respiratoria que la que corresponde a los individuos de los países civilizados.

La ya vieja costumbre de cubrirse con pesados indumentos aminoró sin duda el funcionamiento respiratorio de la piel y aumentó el de los pulmones.

Se ha observado que cuando a los salvajes que van desnudos se los viste a la europea, muchos de ellos enferman, casi todos se desazonan y algunos mueren.

Además de las seis funciones indicadas, la piel cumple otra en beneficio propio, pues segrega una especie de fluido oleaginoso que la suaviza y mantiene flexible.

En las personas aseadas y sanas, dicho lubricante llena su finalidad y se evapora enseguida.

Pero si el individuo descuida la higiene personal, se espesa el líquido oleaginoso y agruma en la superficie del tegumento, mezclándose con los desechos que segrega la transpiración, dé manera que embadurnan la piel y obstruyen sus poros, haciendo difícil la función que debe cumplir.

De ahí que sean tan necesarios los baños de limpieza, que no es posible llevar a cabo cumplidamente en las poblaciones donde el agua escasea o las viviendas no reúnen los requisitos elegidos por la higiene en sus dos modalidades: privada y pública.

El baño no es un lujo, sino un hábito de primera necesidad.

A buen entendedor, pocas palabras.

CAPITULO VIII - El baño científico

Desde los más remotos tiempos, los indos recurrieron al baño como medio de estimular, conservar, favorecer y recobrar la salud.

Efectivamente, puede considerarse el baño como un primigenio instinto del hombre.

El hombre primitivo no se bailaba con el propósito deliberado de higienizarse el cuerpo, sino obedecía tan sólo a la inclinación natural de sumergirse en el lago, en el río o en el mar que le brotaba de las profundidades de la subconsciencia.

La limpieza para él era un insignificante incidente del baño, pues lo que le interesaba más era experimentar la reconfortante sensación que disfruta toda persona sana al bañarse.

Ese placer era el móvil que lo llevaba a insistir en tan saludable costumbre.

Desde su infancia le enseñaron a ceder a este instinto natural, y, por supuesto, lo convirtió en hábito, a la manera de los patos.

Los antiguos griegos y romanos, ya con mayor conocimiento, se dieron cuenta del valor medicinal del baño, así como de su, eficacia higiénica, y el baño fue una institución pública entre ellos.

Pronto advirtieron que no sólo servía para conservar las condiciones naturales del cuerpo, sino que, administrado convenientemente, podía ser un remedio excelente para ciertas enfermedades.

Es así que, al iniciarse la hidroterapia, en los modernos tiempos, sus adeptos primeros recurrieron a las enseñanzas de los antiguos y restauraron el baño terapéutico como uno de los elementos de su sistema.

Después de lo explicado en el capítulo anterior, con relación a la piel, huelga una argumentación más amplia para explicar por qué el baño es un factor necesario a la salud del ser humano.

Si recordamos la parte relevante que tiene la piel en la eliminación de los desechos del organismo, reconoceremos la importancia capital del baño para remover los desechos aglomerados que obstruyen los poros.

Presta el baño a la piel igual servicio que la irrigación al intestino grueso.

En los dos casos arrastra el agua los desechos acumulados, elimina las materias excrementicias fétidas y capacita a los órganos para que funcionen normalmente.

Actúan ambos procedimientos de igual manera y producen los mismos resultados generales.

La cuidadosa limpieza de la piel evita que los riñones trabajen excesivamente, y se hace posible el funcionamiento normal de todo el organismo, en especial si está bien expedito el colon.

Podrían evitarse muchas enfermedades de la piel y otras dolencias semejantes si se practicaran prudentemente ambos tratamientos: la irrigación intestinal y el baño de limpieza de la piel.

Además de cumplir tan importante finalidad, el baño acrecienta el vigor del organismo, exulta el ánimo y da una placentera sensación de bienestar.

A continuación examinaremos los distintos métodos de baño que aconsejan los profesionales de la hidroterapia.

Baño de limpieza

Habrá quien se sonría escépticamente al leer este epígrafe, porque le parecerá, acaso, que es muy poco lo que se puede decir ni enseñar con respecto al baño corriente.

No obstante, son pocos los que saben cómo obtener los resultados más eficientes del baño común de limpieza.

En primer término, las mejores horas para tomar el baño de higienización son por la mañana temprano, al levantarse; antes de almorzar, o por la noche, poco antes de acostarse, pero dos horas después, por lo menos, de cenar.

Ha de tenerse cuidado de no tomar alimento inmediatamente antes ni después del baño.

La temperatura del agua debe ser la normal, de acuerdo con la estación y la sensibilidad de la persona, pero el baño nunca, ha de tomarse con agua que haya estado durante la noche en los depósitos, pues, además de no estar pranizada, es distinta su temperatura de la reinante, muy fría en invierno y demasiado caliente en verano.

Ha de usarse agua viva que no haya pasado por lugares infectos.

No debe tomarse el baño estando fatigado o cuando no se tiene una vitalidad normal.

Ha de ser tal la temperatura del agua que no produzca la violenta sensación de escalofrío ni tampoco la de enervante calor.

Tienen los baños fríos y calientes su especial finalidad terapéutica, mientras que la del baño de limpieza es puramente higiénica.

Una vez dispuesta el agua en la bañera, ambas manos se envuelven en mitones de tela semejante a la de las toallas turcas, y suficientemente anchos como para permitir el desembarazado movimiento de los dedos.

No conviene comprar los mitones en las tiendas, pues probablemente será difícil hallar los más apropiados.

Podrá confeccionarlos sin mayor dificultad el ama de casa valiéndose de una toalla turca ya vieja como materia prima.

Se ponen las manos enmitonadas en el agua y con una pastilla de jabón de buena calidad se frotan hasta que queden rebosantes de jabonosa espuma.

El supuesto personaje que tomamos de ejemplo se mete enseguida en la bañera para darse una fuerte fricción por todo el cuerpo, de pies a cabeza, con los mitones.

Después se quita los mitones, y a manos desnudas se vuelve a friccionar.

En este caso no hay nada capaz de sustituir a las manos desnudas, no sólo porque recorren las curvas del cuerpo mucho mejor, sino porque de por sí tienen una oculta y misteriosa virtud magnética y vitalizadora de que carece todo artificio.

Se ha de aplicar al propio tiempo un ligero masaje en las extremidades y en el tronco.

Realizado esto, si es posible, se cambia el agua, que ya ha de estar jabonosa y sucia, para enjuagar el cuerpo, lo mismo que después de una colada se enjuaga la ropa.

Ya enjuagado el cuerpo con agua clara, se seca con una toalla recia y bien limpia, de uso personal exclusivo.

No es preciso hacer presión violenta con la toalla al secarse, porque el fuerte roce puede irritar la piel.

Las células muertas y los desechos de la epidermis se eliminaron ya con la enjabonadura, por lo que la suave fricción de la toalla basta para conseguir el propósito del baño.,

Inmediatamente después conviene un poco de gimnasia doméstica u otro ejercicio que ayude a reaccionar sin fatiga.

Baño Kneipp

El abate Kneipp, descollante hidroterapeuta y hábil médico naturista de nacionalidad bávara, aconsejó el baño sin enjugarse, es decir que, en vez de enjugarse o secarse la piel, se deja mojada a la espera de que por sí sola se vaya enjugando por la acción de los agentes naturales exteriores, como una pieza de ropa se tiende después de lavada.

Es un baño muy parecido al que practican los indos, y la experiencia demuestra que fue beneficioso para cuantos lo tomaron siguiendo el consejo de Kneipp.

Sin aconsejarlo por nuestra parte ni prohibirlo, lo citamos por si alguien quisiera probarlo.

Sobre el particular, dice Kneipp:

> *"Después de un baño o aplicación de agua fresca, sólo se deben secar la cabeza, las manos y las muñecas, de modo que reaccionen.*
> *El resto del cuerpo se ha de cubrir con una ropa interior muy limpia y seca, de suerte que se adapte perfectamente a la piel aún húmeda.*
> *Después se visten las ropas exteriores."*

Este procedimiento puede parecer algo extraño a quienes no lo hayan practicado y se imaginen que han de andar todo el día mojados.

No obstante, si una sola vez lo probaran, se convencerían por experiencia de sus resultados agradables y satisfactorios.

Adviértase que es un procedimiento muy bueno para mantener del mejor modo y regularmente el calor natural del organismo.

Es como si se rociara el fuego con aspersiones de agua.

De manera semejante, el interno calor del cuerpo no tarda en transmutar en una más intensa forma de calor el agua adherida a la piel.

Puede convencerse de ello cada cual por propia experiencia.

No obstante, conviene advertir que inmediatamente después de vestido no se ha de permanecer sin hacer ejercicio, sino que es preciso caminar o ejecutar cualquier otro movimiento hasta que el cuerpo quede ya bien seco.

Baño caliente

Tiene el baño caliente su eficacia, pero no ha de abusarse de él ni tomarlo por simple placer.

Ha de ser de unos 50° la temperatura del agua.

Se empieza del mismo modo que dijimos para el baño higiénico, con los mitones puestos y el enjabonamiento del cuerpo por espacio de cinco a diez minutos o hasta darse cuenta de que la epidermis está limpia.

Después se ha de tomar, antes de secarse, una ducha breve y rápida con agua de más baja temperatura que la del baño.

El agua caliente abre los poros, y si no se aplica luego el chorro o ducha de agua fresca es muy fácil sentir los efectos nocivos de un aire colado.

Quien tenga la costumbre de tomar diariamente un baño de limpieza con agua fresca no necesitará muchos baños calientes si goza de un estado normal de salud.

El baño caliente afloja el organismo, disminuye la frecuencia del pulso y de la respiración, relaja los músculos y ablanda las partes más duras de la epidermis.

Baño frío

El baño frío resulta un excelente tónico vigorizador para los que disfrutan de recia vitalidad y pletórica salud.

Es perjudicial, en cambio, para los niños de pecho, los ancianos y las Mujeres débiles, y todos aquellos que sufran ciertos quebrantos.

Los efectos saludables del baño frío despertaron la afición de muchas gentes al extremo de hacer de él una especie de fetiche.

En algunos casos esta ciega afición, que no se preocupa de las condiciones y circunstancias de tiempo, lugar y temperamento, ha producido resultados desastrosos.

Nada hay más confortativo y vigorizador que un baño frío para las personas de complexión robusta y plena vitalidad.

La exultación que provoca es mucho más sana y duradera que la que, se logra apelando a ciertos específicos con los que se comercia.

Pero es imprudente e insensato administrarlo a los niños y jóvenes en la edad del crecimiento, a las muchachas que están llegando a la pubertad, a los inválidos y ancianos, y a las personas de complexión muy débil o de temperamento enfermizo.

Todo el secreto del baño frío consiste en la reacción del organismo contra el agua fría, y si la reacción no sobreviene, resulta perjudicial y de consecuencias lamentables.

Muchas, de las dificultades provienen del craso error de creer que el agua ha de estar muy fría, cercana al punto de congelación.

Pero esto es un despropósito. Lo que corresponde es adaptar la temperatura, del baño a las condiciones fisiológicas del individuo cuando se dispone a tomarlo.

Algunos que no pueden sufrir la impresión del agua helada, pueden tomar con gusto y provecho un bailo de agua naturalmente fresca.

Podemos afirmar que todo baño con agua a temperatura inferior a 37°, la normal del cuerpo humano, es un baño frío.

El grado de temperatura está en relación con la fuerza vital del bañista.

Cuanto mayor sea su vitalidad, más fría podrá estar el agua, hasta el límite señalado por las ordinarias normas de la higiene.

El abate Kneip fue un fervoroso partidario del baño frío, que fortalecía, a su juicio, al organismo hasta el punto de protegerlo contra la acción de los gérmenes patógenos y, por tanto, lo preservaba de gran número de enfermedades.

A este propósito, el abate Kneip manifiesta:

"Uno de los efectos del baño frío es el de fortalecer a las personas débiles v darles renovada actividad.

Por no vigorizar el organismo, hoy día la mayoría de la gente es muy propensa a cualquier enfermedad.

En nuestro tiempo prevalece la afeminación en todas las clases sociales.

Abundan las personas débiles, delicadas, anémicas, de flojo corazón y pobre estómago.

En cambio, son los menos las personas vigorosas, fuertes y sanas, llenas de vitalidad.

Por lo general, los hombres de hoy en día son muy sensibles a las variaciones del tiempo, y los cambios de estación les acarrean catarros y otros trastornos del aparato respiratorio.

Basta el paso de una habitación a otra de distinta temperatura, en la propia casa, para pillarse un resfrío o cosa peor.

Pero es fácil ver dónde estriba la dificultad y cuál es el remedio.

A fin de conservar la salud es preciso hacerse resistente e impermeable a las externas influencias de los cambios de ambiente y temperatura.

Muy desdichado es aquel cuyos pulmones, garganta o cabeza se resienten de la más leve corriente de aire o de una tormenta atmosférica, y ha de consultar todo el año el termómetro y el barómetro para saber si ha de salir a la calle o quedarse en casa.

El árbol se muestra indiferente a la tempestad y a la calma, al calor y al frío.

En la salubridad del aire libre, desafía a los vientos y al clima, y así endurece y vigoriza su naturaleza.

Si el hombre sano se resuelve a tomar el baño frío que recomiendo, llegará a ser tan fuerte como el árbol.

Quien no esté acostumbrado a esta clase de baño, ha de tomarlo, en un principio, de manera que no esté el agua muy fría, porque si así fuera el organismo tardaría más de lo conveniente en reaccionar.

Es necesario que se gradúe cada cual de antemano la temperatura del agua según le resulte mejor, hasta que llegue al punto en que no sea la impresión muy violenta ni demasiado tardía la reacción.

La primera y única molestia del bailo frío es la viva impresión que se siente al contacto del cuerpo con el agua.

Este choque hace retroceder la sangre de la periferia al interior, y se enfría súbitamente la superficie del cuerpo.

Pero al salir del baño, que comúnmente suele ser de los denominados de inmersión, al frotar la piel vigorosamente para entrar en calor, de nuevo afluye la sangre a la periferia y sobreviene la reacción, que dura algunas horas y es muy placentera.

El baño frío nunca se ha de tomar cuando el cuerpo se ha enfriado.

La peculiar condición de este baño es que el cuerpo ha de tener el calor normal.

El baño frío tampoco se ha de tomar cuando la persona esté muy fatigada por algún trabajo penoso, ya mental, ya físico, porque en tales, casos el organismo pierde gran parte de su poder de reacción.

La hora más a propósito, por lo tanto, para tomar este baño, es al levantarse del lecho, por la mañana temprano, antes de los ejercicios de gimnasia doméstica y del desayuno.

Para tomar el baño frío hay dos procedimientos generales.

Consiste el primero en sumergirse en el agua de golpe, permanecer en ella cosa de medio minuto, salir enseguida y provocar la reacción, como dijimos antes.

Modifican algunos este procedimiento arrodillándose al efecto en la bañera y echándose el agua por el tronco con las manos o la esponja.

Consiste el segundo procedimiento en ponerse de pie en la bañera vacía y echarse encima dos o tres jarros de agua fresca, uno tras otro, por el estilo de la ducha.

Otro procedimiento sucedáneo de ambos es el denominado de «chapoteo», que consiste en poner en la bañera muy poca agua, unos tres centímetros de altura, y chapotear el cuerpo con la esponja o con las manos, para concluir con el derrame de jarros de agua o, mejor todavía, con la ducha, cuyo aparato suele ir anexo a todas las bañeras en los modernos cuartos de baño.

El baño frío ha de ser, en todo caso, de corta duración, y ha de tomarse presurosamente, pues de lo contrario el cuerpo pierde demasiado calor.

Para la eficaz aplicación del agua, hasta un minuto, y en el caso de zambullirse ha de ser un procedimiento casi instantáneo."

Dice el abate Kneip sobre el particular:

"Muchos se niegan temerosamente a la aplicación del agua fría, y es muy difícil desvanecerles este temor.

Parece que tuvieran la idea fija de la pérdida de calor, pues arguyen que el agua fría ha de robarles calor y, en consecuencia, debilitarles el organismo.

Pero no tienen en cuenta la reacción que les devuelve con creces el sustraído calor.

Inteligentemente aplicada, el agua fría no roba calor al cuerpo, sino que, por el contrario, mantiene y estimula el calor natural.

A la pregunta de si el tratamiento con agua fría en baños y duchas logra fortalecer y vigorizar el organismo de un hombre afeminadamente debilitado por la vida sedentaria, respondo que sí lo fortalece, y al punto de poder salir a la calle, en los más rigurosos días de invierno, sin temor a resfríos ni catarros.

¿Sera ilusión o engaño este aumento de resistencia contra el frio?"

Instrucciones generales

El baño de limpieza debe tomarse frecuentemente o todos los días. No se debe tomar el baño caliente más de una vez por semana.

Si está de viaje, el individuo observará que él baño común de limpieza bastará para eliminar la suciedad acumulada, sin necesidad de tomar el baño caliente.

Los baños calientes relajan demasiado, y por eso no se han de tomar a menudo. Se puede tomar diariamente el baño frío o bien una o dos veces a la semana.

No obstante, no ha de estar demasiado fría el agua, y ha de estudiarse la reacción como guía de la más conveniente temperatura.

Baño rápido

Quienes deseen gustar los depuradores y placenteros efectos del baño matinal, pero que carecen de los necesarios elementos para tomarlo con toda comodidad, por no tener cuarto de baño en su casa, pueden proceder del modo siguiente:

Preparen una gran palangana con agua del tiempo. Átense a la cintura una toalla recia y ancha. Desnúdense de medio cuerpo arriba, y frótense nuca, cabeza, espalda y pecho con la esponja enojada, y con ambas manos después en segundo término y renovada el agua.

Todo esto ha de hacerse rápidamente, con dos minutos de duración a lo sumo para cada una de las dos operaciones.

Se enjuga enseguida la piel con la toalla desceñida de la cintura, y después se concluye de secar con una nueva toalla.

Sorprenderán verdaderamente los efectos vigorizadores de esta parca aplicación de agua fría.

Actúa como eficaz tónico vigorizador del organismo y lo resguarda de resfríos, pulmonías y catarros.

Baños locales

Se conocen y usan muy variadas formas, de esta clase de baño El, baño de medio cuerpo, denominado en la hidroterapia occidental semicupio, se administra en una bañera con agua hasta 40 cm. de altura, en la que el cuerpo se sumerge de cintura abajo, y se friccionan piernas y muslos con una esponja, por lo que también se lo llama baño de piernas.

Este baño se administra con agua fría o agua caliente, como convenga a la naturaleza de la enfermedad, cuando no pueda el paciente soportar la acción del agua en el pecho o la espalda; esto es, en el tronco.

El semicupio frío es sedante y actúa contra la fiebre cuando no dura más allá de tres minutos y se provoca enseguida la reacción, bien por el frotamiento al enjugarse, seguido de ejercicio, o acostando al enfermo en una cama que esté calentada de antemano.

El baño de piernas caliente o semicupio es de efectos muy revulsivos si dura de diez a quince minutos, con cuidado de ir agregando a la bañera agua caliente en igual cantidad que se quita la que se vaya enfriando, a fin de que se mantenga en lo posible durante todo el baño la misma temperatura.

Baño de asiento

Es necesaria para este baño una bañera de fondo circular, con apropiado respaldo para poder apoyarse como si se estuviera acomodado en un asiento, y de ahí el nombre del baño.

El agua ha de ponerse en la bañera de modo que, ya uno sentado, llegue hasta el ombligo, por lo menos, sin alcanzar al pecho.

Comúnmente, el baño de asiento se administra con agua en reposo, ya fría, ya caliente, según indicación facultativa; pero ya lo manifestamos el agua en reposo no contiene cantidad suficiente de prana, por no estar aireada, en razón de lo cual son mucho más eficaces los baños de asiento con agua viva.

Baños de asiento con agua viva

Al efecto no sirve la bañera que se usa en los baños de asiento con agua en reposo. Ha de tener la misma configuración, pero de fondo doble, dispuesto de manera que el agua entre por unos agujeros practicados en la mitad de la altura de la superficie interna, y después de usada salga por otros agujeros dispuestos en el fondo de la bañera.

Baño escoces de asiento

Se administra, en cuanto a la materia y la forma, de la misma manera que los de agua viva o corriente, pero caliente primero y fría después, durante pocos minutos cada vez, hasta que la alteraci6n de las dos temperaturas empiece a resultar molesta.

Baños minerales

Contienen las aguas minerales muchísima mayor cantidad de energía universal o prana que las aguas ordinarias, aunque no hay agua natural, en rigor, que no merezca el nombre de mineral, pues todas tienen mayor o menor número y cantidad de sales en disolución.

Pero el calificativo de aguas minerales se ciñe a las que más señaladamente contienen ciertas sales que les confieren un carácter determinado.

Son dignas de notar entre éstas las que, según los estudios de Bequerel y los esposos Curie, contienen sales de torio, actinio, uranio y radio. elementos químicos cuyos átomos rebosan de prana y comunican a las aguas que llevan disueltas sus sales la virtud especial denominada científicamente radiactividad y que, en realidad, es una manifestación más intensa de prana, cuya influencia en el organismo humano está bien comprobada.

Se ha de tener en estos casos muy en cuenta, sin embargo, la ley de equilibrio y correlatividad, pues tanto el calor como la luz y el magnetismo y la electricidad son beneficiosos agentes para el hombre cuando se ajustan al potencial del organismo, pero se tornan nocivos y aun mortales cuando exceden sus límites.

Así, una corriente eléctrica de magnitud e intensidad adecuadas a la resistencia del sistema nervioso del organismo humano puede remediar un trastorno o dolencia de naturaleza nerviosa, porque la modalidad eléctrica de la energía pránica se transmuta entonces en vital energía, o también puede ocurrir que si la persona no está convenientemente aislada del suelo, la mate una corriente eléctrica de voltaje mayor a la resistencia del organismo humano.

El de agua de mar es el baño más antiguo de agua mineral. A pesar de serlo en tan alto grado, no se la llama mineral, pese a que es evidente su' saludable efecto en el organismo, sobre todo cuando se acompaña el de sol al baño de mar.

La acción de los baños de agua mineral que llaman química los occidentales, aunque en realidad es pránica, depende sobre todo de los principios o sustancias volátiles o gaseosas que lleva el agua en disolución; pero contribuyen asimismo en segundo término a su eficacia los principios fijos que dan señalada característica al agua mineral.

Como dijimos al tratar de la piel, este órgano tiene notable poder de absorción, y así, no sólo absorbe el ácido carbónico, el sulfuro de hidrógeno y todos los gases que contenga el agua mineral, sino también las sustancias sólidas, aunque finalmente ya diluidas.

No obstante, nadie debe proceder de manera caprichosa en punto tan importante para la salud.

Ha de consultarse, por el contrario, a un entendido hidroterapeuta, quien indicará que clase de baño de agua mineral conviene, cómo y de qué modo debe tomarse, pues todo lo que pudiéramos decir acerca del particular en líneas generales no servirá para aplicarlo a casos concretos, porque cada cual, según su temperamento y circunstancias personales, requiere distinto y adecuado tratamiento, el que surge de la observaci6n individual.

Baños compuestos

Así se llaman aquellos en que se agregan al agua ciertas sustancias vegetales, como salvado, aceite, almidón, malta, hierbas aromáticas, etcétera, o bien algunas sales, como el cloruro sádico y el bicarbonato del mismo metal. Entre las hierbas aromáticas más empleadas en los baños se cuentan el serpol, la salvia, el espliego o alhucema, la melisa, el sauco, la menta, la manzanilla y la mejorana.

En la actualidad la química simplifica la operación, un tanto enojosa y larga, de preparar estos baños, pues nos proporciona los aceites etéreos de tales hierbas, de los que con un gramo sobra para producir el deseado efecto en la piel.

Otros procedimientos

Los hidroterapeutas que han. contribuido mayormente a propagar por América y Europa la hidroterapia o cura por el agua han sido los alemanes Kneip y Khune, cuyos sistemas predominan hoy día en los países occidentales, y no difieren esencialmente uno de otro, aunque reproducen ambos, inconscientemente acaso, los procedimientos hidroterápicos subsistentes en la India desde hace siglos, y reconocieron con toda seguridad, tanto Khune como Kneip, la bondad y eficacia de la hidroterapia por sus efectos, sin sospechar el porqué de la virtuosidad terapéutica del agua, que, como hemos dicho repetidamente, estriba en el prana o energía universal que contenga y que, absorbido en el baño por el organismo, se transmuta en energía vital.

Señalaremos, a guisa de información, algunos procedimientos propios del sistema Khune, cuya eficacia la experiencia ha comprobado.

Baño de asiento con fricción

Ha de tenerse una bañera en forma de cubo circular con respaldo, de unos cuarenta litros de capacidad, dispuesta de modo que pueda colocarse en el interior una banqueta de madera que sirva de asiento, a cuyo borde inferior ha de llegar el agua como nivel máximo.

El individuo se sienta en la banqueta antes de verter el agua en el cubo, con las piernas afuera, desnudo pero suficientemente abrigado el tronco con una manta. Hecho esto, se derrama en el cubo agua natural a temperatura que la mano pueda resistir.

Consiste la fricción en mantener el miembro viril constantemente en el agua y friccionar los órganos genitales, de arriba abajo, muy suavemente, y nunca de abajo arriba.

Este procedimiento sigue los cánones que la hidroterapia yogui recomienda para conservar hasta edad avanzada el vigor sexual.

Baño de tronco

Se usa la bañera con respaldo. Una vez vertida el agua y ya sentados, se nos friccionara el tronco hacia los riñones, porque esta operaci6n es difícil de realizar por sí mismo y requiere mano ajena, ya que toda la eficacia estriba en la fricci6n.

Fomentos

Se llama fomento técnicamente a todo medicamento líquido que se aplica con paños al exterior; pero en hidroterapia se entiende por fomento la externa aplicación del agua caliente, pues en este caso la virtud radica también en el prana, aunque en su modalidad de calor húmedo.

Se necesitan al efecto tres patios de bayeta de lana de 80 cm., en cuadro. Se coloca el primer paño en seco sobre el punto del cuerpo que ha de tratarse.

El segundo se pliega longitudinalmente en cuatro dobleces y se embebe en agua muy caliente, más dejando en seco los extremos, para poder tomarlo sin quemarse.

Se pliega de nuevo para que quede en dos dobleces y se aplica sobre el seco, durante cinco minutos.

Se prepara el tercer paño del mismo modo que el segundo, y se lo tiene preparado para reemplazar con él, al segundo, una vez que hayan transcurrido cinco minutos, y se van alternando así ambos paños hasta que transcurra el tiempo indicado por el médico.

Compresas

Se denomina compresa el trozo de lienzo que se aplica directamente sobre un punto externo y se sujeta con una venda.

Pero puede decirse que en hidroterapia es lo contrario del fomento, pues así como éste es siempre caliente, la compresa es siempre fría.

Se emplea también un paño, pero no de franela, sino de hilo o algodón, de 80 cm., y plegado en cuadro en cuatro dobleces.

Se impregna en agua fría, se escurre después hasta que no gotee, se aplica sobre la piel y se cubre con una bayeta seca. No se renueva.

Fricción fría

Se toma un paño de hilo o algodón en forma de bolsa.

Se moja en agua fría. Se escurre y luego se fricciona todo el cuerpo, empezando por los brazos y siguiendo por la espalda, vientre, hecho y piernas, durante unos diez a veinte minutos a lo sumo.

Duchas

Es todo chorro de agua, a veces en forma de lluvia, que se deja caer sobre el cuerpo para limpiarlo o refrescarlo, o con fines curativos.

Las duchas pueden ser calientes o frías, nunca tibias, porque el agua tibia no resulta eficaz. Las duchas pueden ser generales o locales, según se apliquen a todo el cuerpo o a una parte determinada. La característica principal de la ducha es que el agua caiga desde la distancia conveniente y a la presión necesaria.

Las duchas pueden ser, según su forma, móviles, de círculo, de columna, de lluvia y de paseo.

La ducha móvil, puede tener forma de lanza, de regadera y de abanico.

La ducha de lluvia se administra por medio de un aparato que concluye en forma de boca de regadera con agujeros de un milímetro de diámetro.

Se aplica la ducha de columna con un tubo cilíndrico de 25 milímetros de diámetro.

La ducha de círculo es la que se administra con un aparato cilíndrico formado por diez aros huecos, superpuestos, en dirección horizontal, a la distancia de 15 centímetros uno de otro, con numerosos agujeros y cada círculo o aro provisto de una espita independiente.

Se emplea p ara la ducha de paseo un cilindro hueco de 5 metros de longitud con muchos agujeros, que, suspendido horizontalmente del techo, forma una especie de lluvia bajo la que el bañista se pasea.

Las duchas deben ir seguidas de fricción seca, para que el organismo reaccione, pues la reacción es esencial en todo tratamiento hidroterápico.

Flotación de los órganos internos

La generalidad de la gente desconoce el efecto que en los órganos internos produce el baño.

Cuando nos encontramos en la normal posición bípeda, gravitan los órganos internos verticalmente hacia abajo respecto de su sustentación natural.

Cuando nos ponemos en posición decúbito, supina o de bruces, esto es, acostados de lado en la cama, boca abajo o boca arriba, los órganos gravitan en dirección distinta.

Pero cuando nos sumergimos en el agua difiere notablemente la posición de los órganos de la que toman cuando tamos de pie, acostados o sentado,

La fluctuación peculiar del agua, que hace presión por todos lados sobre el cuerpo, determina una condición especial, como si los órganos internos sobre todo los pulmones, el hígado, el bazo y los intestinos quedaran libres en su espacio respectivo, sin oprimirse uno a otro y en una especie de descanso o relajación que no sólo alivia de las presiones innecesarias, sino que propende a reajustar los pequeños desplazamientos.

Este efecto puede obtenerse llenando casi hasta el borde la bañera con agua a temperatura agradable, la misma poco más o menos que la del cuerpo, dejándose flotar como cuando en los baños de mar hacen la plancha los, nadadores.

Se permanecerá en esta posición alrededor de un cuarto de hora, pues, como hemos manifestado, no es un baño frío ni caliente, sino puramente de placer.

Pediluvios

Nunca insistiremos demasiado en la importancia de los pediluvios o baños de pies.

Hay una relación peculiar entre la planta de los pies y el sistema nervioso.

Lo comprueba así la sensación de alivio y bienestar que se produce, al lavarse los pies cuando uno los tiene doloridos tras un día de mucho ajetreo callejero o de larga caminata.

Los glóbulos excretores de la piel, además, son de mayor calibre y funcionan más activamente en los pies que en otras partes del cuerpo.

Vemos así y sobre todo olemos, aunque con repugnancia, que sudan con tanta copiosidad como fetidez.

Por esta razón han de mantenerse los pies siempre limpios.

No será trabajo ni tiempo perdido el que se emplee en su cuidado.

Partes pudendas

Las partes pudendas del cuerpo, incluso el ano o exterior abertura del recto, han de mantenerse absolutamente limpias, no tan sólo por motivos de dignidad y personal decoro, sino porque depende la salud en gran parte de la solicita atención con que se cuiden dichas partes.

No es necesario, decir más a los discretos sobre el particular.

Esto tiene tan rigurosa aplicación externa como la idea de pureza en la interna.

CAPITULO IX - Tratamientos de envoltura

En los anteriores capítulos acerca de la bebida y del baño hemos descrito importantes procedimientos destinados a mantener el normal funcionamiento del organismo y resguardarlo de morbosas y anormales condiciones.

En él capitulo que se refiere al baño interno expusimos el importantísimo procedimiento para eliminar del organismo una masa de embarazosas y entorpecedoras materias que retardaban la acción normal de la Naturaleza, amenazando emponzoñar el sistema fisiológico.

En este capítulo Vamos a exponer otros procedimientos adecuados para eliminar suciedades y desechos acumulados en diferentes partes del cuerpo y particularmente en la piel, cosa esta última a que ya nos referimos en el precedente capítulo.

Se fundan estos procedimientos en los mismos principios generales del baño, pero son de aplicación mucho más radical y producen un resultado más rápido y de mayor eficacia, en consecuencia, cuando se manifiestan condiciones morbosas.

Envoltura con la sábana mojada

Es uno de los procedimientos hidroterápicos más antiguos de los indos, que ha resistido la experiencia del tiempo.

Desdeñado en un principio por la mayoría de los médicos de occidente, se ha ido abriendo paso hasta figurar en la práctica terapéutica, según testimonios de cuantos están familiarizados con el régimen de los más importantes hospitales.

Por lo sencillo, es uno de los tratamientos más cómodos, y a esta ventaja acompaña lo mucho mayor de su maravillosa eficacia.

Las siguientes instrucciones capacitarán para aplicar este tratamiento con inmejorables resultados.

Se coloca primeramente sobre el colchón de la cama un recio impermeable que lo cubra en toda su extensión para resguardarlo de la humedad, que pudriría la lana.

Se coloca sobre el impermeable un par de mantas de franela.

Se extiende sobre las manías una sábana mojada en agua fría a la temperatura corriente, cuidando de que no sea muy fría.

Ha de estar escurrida la sábana de manera que, sin chorrear, retenga el agua.

El enfermo se tiende desnudo sobre la sábana, en posición decúbito y con los brazos pegados al cuerpo.

Enseguida se lo envuelve por completo con la sábana, como si se lo empaquetara en ella.

Se arrollan después las mantas de manera idéntica que la sábana, y por último la cobertura de la cama.

Queda así el paciente como una momia dentro de las tres envolturas citadas, que para mayor seguridad se sujetan con imperdibles.

Por supuesto que la cabeza ha de quedar fuera de las envolturas y apoyada en la almohada con toda comodidad.

Hay que procurar que el enfermo "no saque los pies de las alforjas", es decir, que los mantenga dentro de las envolturas.

En caso de que tenga los pies muy fríos, se recurre a una botella de agua caliente o una bolsa de goma con el mismo líquido hasta que entren en calor.

Si el paciente se queja de dolor de cabeza, se le aplica una compresa de agua fría a la frente, compresa que se renueva en cuanto se caliente.

El sometido a esta cura ha de permanecer de treinta a cuarenta minutos envuelto. Al principio basta media hora, a no ser que el enfermo se encuentre muy a gusto y quiera prolongar el tratamiento.

No obstante, nunca ha de exceder de tres cuartos de hora, pues en este tiempo ya se habrán obtenido los beneficiosos resultados que se esperaban.

Se ha de cuidar que esté bien ventilado el aposento.

Si el enfermo, por otra parte, entra en calor rápidamente, puede reducirse el tratamiento a 20 o 30.minutos.

Hay mucha diferencia al respecto entre los pacientes, pues algunos entran en calor muy pronto, mientras que otros tardan bastante más.

El objeto no es que el enfermo sude copiosamente, como han supuesto algunos, pues la envoltura tiene por finalidad provocar otra acción fisiológica, para lo cual cierto grado de calor basta.

No obstante, transpirará más o menos copiosamente y podrá eliminar así buena cantidad de materias excrementicias.

Concluido el tratamiento, ha de lavarse cuidadosamente al enfermo con jabón y agua tibia.

A este lavado ha de seguir una fricción enérgica de agua clara, a igual temperatura que la del cuerpo.

Durante el tratamiento y antes ha de beber el enfermo pausados sorbos de agua fresca.

Si el paciente estuviera muy débil antes del tratamiento, se lo envolverá en una sábana mojada en agua tibia, en lugar de fría.

En todo caso, para resolver las inopinadas dificultades que puedan presentarse, han de servir, de norma la discreción y el buen sentido de la enfermera.

Se necesita algo de destreza y práctica para envolver al enfermo cumplidamente, por lo que convendrá que los dedicados al cuidado de enfermos practiquen este tratamiento con personas sanas, a modo de ensayo.

Si fuesen tan imprevistas las circunstancias que hubiese necesidad de recurrir al auxilio de personas legas, no estará de más que antes se ensayen en el manejo de la operación envolviendo al enfermo en una sábana seca.

Si no está bien hecha la envoltura, el enfermo se sentirá incómodo y desazonado, mientras que si se lo envuelve convenientemente se hallará muy a gusto, con vivas esperanzas en la eficacia del tratamiento.

Es mucho mejor una sábana de hilo burdo que otra de hilo fino, y será conveniente contar con algunas de repuesto si se adopta este tratamiento para los casos de enfermedad en la familia.

Huelga decir que la sábana ha de lavarse escrupulosamente, pues queda impregnada de sudor y de sustancias excrementicias.

Este recurso terapéutico tiene muy señalados efectos en el organismo.

Barre las descamaciones de piel muerta adheridas a la epidermis, abre los poros y con ello facilita la excreción de desechos.

El agua tiene una especial virtud atrayente o chupadora, se podría decir, o succionante, pues atrae a la superficie de la piel, a través de los poros, los desechos y demás sustancias inútiles o nocivas acumulados en el interior del cuerpo y más particularmente en, la sangre, los que originan la mayor parte de las enfermedades infecciosas.

El agua de la envoltura produce un efecto análogo al de los emplastos de diaquilón que se aplican a un tumor para atraer el pus.

Es extraordinaria la cantidad de materia sucia que sale por la piel en virtud de la envoltura con la sábana mojada.

Si el enfermo es bilioso o no le funciona el hígado normalmente, o si los riñones o la piel están entorpecidos y andan perezosos, se observará que después del tratamiento la sábana queda teñida de un débil matiz amarillento y tiene un olor repugnante.

No hay necesidad en algunos casos de aplicar la sábana a las narices para percibir tal olor, porque lo notan desde luego cuantas personas se encuentran en el aposento por menos olfato que tengan.

En dichos casos, además, el matiz amarillento de la sábana es tan notorio que parece la hubiesen embadurnado con pus.

Aun a los más escépticos, un par de pruebas convencerán de la eficacia de este tratamiento para eliminar los desechos del organismo cuando los órganos encargados de la eliminación natural no funcionan con la regularidad que los caracteriza.

El doctor. R. T. Trall, destacado precursor norteamericano del naturismo y de la hidroterapia en occidente, afirma sobre el particular, en una de sus obras:

"Si alguien duda de la purificadora eficacia del tratamiento de la envoltura con la sábana mojada, se la demostrará cumplidamente el siguiente experimento:

Se escoge como sujeto de prueba a un hombre de cabal salud, no acostumbrado al baño diario, y que lleve una vida regalona, con opíparas comidas, que beba toda clase de licores y se fume tres o cuatro habanos cada día.

Se lo envuelve en la sábana mojada y se lo deja en ella durante un par de horas. Al sacarlo de la envoltura se notará en la sábana un olor hediondo, prueba de que tenía la sangre muy sucia y que el tratamiento ha efectuado un proceso de depuración."

Si el enfermo, mientras se creyó sano, era aficionado a las comidas suculentas, si bebía vinos y licores copiosamente y fumaba hasta la exageración, la envoltura en la sábana mojada revelará un acopio considerable de repugnantes desechos.

Hasta quienes comúnmente se creen sanos y buenos obtendrán gran, beneficio si una vez al mes se aplican el tratamiento de la sábana mojada a fin de eliminar las impurezas del organismo.

La forma en que quede la sábana después del tratamiento les demostrará cuánto lo, necesitaban.

Media envoltura

Es una variante del tratamiento precedente y consiste en no envolver con la sabana más que el tronco, esto es, espalda y pecho, y el abdomen hasta las caderas.

Se utiliza cuando el paciente está muy débil y no puede resistir la envoltura completa.

Envoltura sudorífica

Es otra modalidad del primer tratamiento, del que sólo se diferencia en que el enfermo bebe agua caliente a sorbos mientras está entre mantas y sábanas.

Además, difiere en la duración, pues ha de permanecer así una hora, a fin de que sude abundantemente.

Después del tratamiento se lo ha de lavar también, como se dijo en su oportunidad.

Este tratamiento, sin embargo, es Demasiado estricto, por lo que los hidroterapeutas lo aplican rara, vez, en vista de que la sábana mojada en combinación con el baño caliente produce iguales o mejores efectos con mucho menor molestia del paciente.

Endósmosis y exósmosis

A fin de comprender mejor el porqué de los efectos beneficiosos del tratamiento de la sábana mojada, diremos algo acerca del fenómeno físico denominado ósmosis, en sus dos fases de endósmosis y exósmosis.

El diccionario Webster define la ósmosis en los términos siguientes:

> *"La propiedad que tienen los fluidos, de mezclarse o difundirse en la misma proporción cuando se ponen en contacto."*

La siguiente es otra definición más concreta y explícita.

> *"La acción producida por dicha propiedad cuando los fluidos pasan a través de una membrana."*

Cuando la corriente de transmisión va de fuera adentro se denomina endósmosis. Cuando va de dentro a fuera se llama exósmosis.

Vemos así que la endósmosis y la exósmosis son dos aspectos de un mismo proceso físico de la ósmosis o propiedad natural de los gases y líquidos de densidad distinta de cambiar de posición cuando los separa una membrana.

Nos enseña la filosofía, apoyada en la física, que cuando dos fluidos de diferente densidad se encuentran colocados de modo que sólo los separe una membrana animal, empiezan a moverse para cambiar su posición, hasta que, establecido el natural equilibrio entre ambos, cesa ya la transposición.

Si echamos, por ejemplo, en una vasija agua y tinta separadas por una membrana animal, al cabo de algún tiempo resultará que parte de la tinta habrá pasado al agua y parte del agua a la tinta, de manera que ambos líquidos parecerán agua teñida o tinta aguada.

En el caso de la envoltura con la sábana mojada, los fluidos del interior del cuerpo y el agua de la sábana están separados por la membrana de la piel, y en consecuencia, se cumple el fenómeno llamado ósmosis.

La sangre venosa que circula por los vasos capilares que concluyen debajo inmediatamente de la epidermis contiene gran cantidad de agua con desechos en disolución.

Esta sangre venosa se esfuerza en expulsar parte de estos desechos por los poros mediante la transpiración y la exudación.

Pero cuando el agua de la sábana, cuya natural evaporación impiden las mantas, y la cubierta se pone en contacto con la porosísima membrana de la piel, se establece un intercambio de fluidos de acuerdo con los principios de la endósmosis y exósmosis antes mencionados.

Va de fuera adentro el agua de la sábana (endósmosis), mientras que los humores del cuerpo van de dentro a fuera (exósmosis), hasta que entre el exterior y el interior se establece el equilibrio.

Contribuye también el calor determinado por la envoltura a abrir los poros de la piel y facilitar la transpiración.

Es doble el efecto así producido, a saber:
1. Recibe agua limpia la sangre.
2. Salen por la piel las materias de desecho e impregnan la sábana, de manera que ya no es posible absorberlas.

Se comprenderá en vista de estas explicaciones por qué la envoltura con la sábana mojada es un procedimiento terapéutico tan eficaz, mucho más que los baños de vapor, pues cumple de un modo más eficiente la finalidad de ambos procedimientos.

Los hidroterapeutas han observado que la piel de quienes acostumbran aplicarse una vez al mes la envoltura con la sábana mojada mejora extraordinariamente.

Se suaviza, hermosea y aterciopela poco a poco, al mismo tiempo que se hace más resistente y los poros funcionan con mayor normalidad.

Los indumentos que exige la civilización debilitan la piel y entorpecen su múltiple funcionamiento.

La envoltura con la sábana mojada, en tal caso, y los paños descritos anteriormente contribuirán a restituirle el perdido vigor y a recobrar toda la vitalidad necesaria para el cumplimiento de sus funciones.

Nos parece que del tratamiento de la envoltura ¿Tendrá cada cual algunos beneficios accesorios, aparte de los más importantes ya enumerados?.

La experiencia lo probará.

La persona sana podrá aplicarse ella sola este tratamiento sin ayuda ajena, con sólo un poco de práctica.

Se hace primero un ensayo con sábanas secas y se procede después a la aplicación efectiva de este método curativo.

CAPITULO X - Otros procedimientos eficaces

Además del uso y aplicación del agua según los diversos procedimientos que se explicaron en los capítulos anteriores, hay otros del mismo valor que usan los indos, y aunque coinciden con los ya citados en lo que respecta a la hidroterapia occidental, no será inútil ampliar la explicación, pues siempre se advertirán algunas diferencias de detalle.

Fomentos

El fomento es una aplicación caliente a una parte del cuerpo, para calmar el dolor, relajar los músculos, aliviar los espasmos, jaquecas, etcétera.

Por lo común consisten en lienzos empapados en agua caliente, tanto como pueda aguantar el enfermo, y exprimidos de modo que sólo queden húmedos.

Después se colocan sobre un género delgado y se aplican donde convenga. Los fomentos tienen decisivo eficacia para calmar ciertos dolores agudos.

No actúan como la sábana mojada, que atrae hacia la superficie de la piel desechos para eliminarlos.

Por el contrario atraen gran cantidad de sangre a la periferia del cuerpo, de manera que elevan la temperatura de la parte a la que se aplican, alivian la congestión, atemperan las condiciones anormales que producen el dolor y. tienen también efectos sedativos y relajantes.

Los médicos naturistas e hidroterapeutas utilizan un lienzo de hilo, algodón o franela empapado en agua a temperatura tan alta como pueda soportar el enfermo, lo doblan en dos partes y lo cubren con la tela plegada del mismo modo. Luego lo aplican a la parte afectada, donde lo dejan mientras no se enfríe, para renovar la aplicación hasta que se mitigue el dolor del enfermo.

Este tratamiento es muy eficaz en los casos de neuralgia, gastralgia, dolor de riñones, cefalalgia, etcétera;

Compresas

En hidroterapia se usan a menudo las compresas.

Consisten en lienzos embebidos en agua fría o caliente según el caso, que se aplican con la presión necesaria al punto dolorido.

Las compresas calientes producen este doble efecto, a saber:

1. Actúan como la envoltura con la sábana mojada, atrayendo a la superficie de la piel los desechos y materias que conviene eliminar.
2. Tienen al mismo tiempo efectos calmantes y relajadores como los fomentos.

Las compresas frías vigorizan y estimulan la parte a que se aplican. Es útil la compresa fría para reducir una inflamación.

La compresa caliente sólo se diferencia del fomento en que el lienzo se aplica directamente sobre la piel, sujeto con una venda, sin necesidad de envolverlo con otro lienzo.

El fomento frío consiste en empapar un lienzo en agua fría, exprimirlo bien y doblarlo de modo que tenga la dimensión del lugar donde se aplica.

Sobre la compresa se coloca un paño suave y seco, sujeto con una venda, de manera que el aire no llegue a la compresa.

Se debe conservar puesta hasta que se seque completamente, y entonces se cambia.

Sometido a este tratamiento, el enfermo experimentará instantáneamente una viva impresión.

Sin embargo, pronto vendrá la reacción por el aflujo de la sangre a la piel, que producirá una agradable sensación de bienestar.

Los hidroterapeutas aplican la compresa fría en muchos casos de dolor.

Pero el alivio es puramente local, y el tratamiento se ha de complementar con la irrigación intestinal para eliminar la causa del trastorno.

La compresa fría se puede aplicar en el pecho, garganta, frente, etc., según lo requiera el caso.

Cuando se aplique en el pecho o el abdomen se habrá de emplear una compresa mucho más grande, por exigirlo así la mayor superficie que ha de cubrir y proteger del aire.

Pediluvios

Los pediluvios constituyen una parte importante de la hidroterapia.

También es un tratamiento muy usado por las madres de familia a la antigua, quienes tuvieron repetidas ocasiones de verificar su eficacia.

El pediluvio puede ser caliente o frío.

El pediluvio caliente descongestiona la cabeza, y es un buen sedante para el sistema nervioso.

Resulta muy eficaz en los casos de cefalalgia, neuralgia, convulsiones, congestión, etcétera.

Al efecto se emplea un lebrillo, cubeta o recipiente adecuado lleno de agua

Caliente hasta que cubra los tobillos.

Las piernas deben cubrirse con una manta, para protegerlas del aire.

El agua estará a la temperatura que pueda resistirse sin peligro de quemadura o escaldamiento.

Los pies permanecerán en el agua de cinco a quince minutos, según el caso y el estado del enfermo.

Conviene concluir el tratamiento con una fricción de agua fría; después enjugarse con cuidado los pies y ponerse calcetines limpios y bien secos.

El pediluvio frío es un estimulante eficacísimo que robustece el organismo y lo preserva de los nocivos efectos de las variaciones de la temperatura ambiente.

Refresca el cuerpo después de un día de fatiga, sobre todo cuando se ha permanecido largas horas de pie o se caminó mucho y sin tregua.

El pediluvio frío produce una sensación de bienestar y placidez sumamente agradable a la persona fatigada.

Asegura un sueño tranquilo por las noches, en razón de lo cual es un excelente remedio para el insomnio y también para combatir el frío de los pies.

Dolores de cabeza de distinta índole han cedido a tan simple tratamiento, y no pocas mujeres de físico delicado se fortalecieron apelando a este recurso.

No obstante, resulta perjudicial en el período de la menstruación.

Se toma el pediluvio frío del mismo modo que el caliente, con la sola diferencia de la temperatura del agua y cuidando que los pies no permanezcan sumergidos más de tres minutos.

Se concluye el tratamiento con una vigorosa fricción seca y masaje de palmoteo hasta provocar la reacción.

Aplicaciones especiales

De mucho efecto fortalecedor es el procedimiento, de darse una fricción de agua fría y provocar la reacción de las partes más íntimas.

Se conocen en la India múltiples casos en que se ha mantenido la vitalidad sexual hasta muy avanzada edad, o que se recobró después de perdida, gracias a tan sencillo procedimiento.

Consiste el secreto en que se activa la circulación o riego de los órganos sexuales y, por lo tanto, se aumenta su vigor.

La estrecha relación entre los órganos sexuales y el sistema nervioso mejora muchísimo cuando la vitalidad sexual se conserva en condiciones normales.

Como uno de los efectos de la vitalidad sexual es el robustecimiento de todo el organismo, es necesario, en consecuencia, evitar los abusos genésicos.

Quien desee la energía sexual sólo para halago de la concupiscencia es tan insensato como el que cree vigorizar los órganos sexuales con fuertes bebidas espirituosas.

Practican los indos, además del baño, el lavamiento o ablución.

Este procedimiento consiste en lavarse el cuerpo de cintura abajo con una esponja antes de irse a la cama, todas las noches, y lo mismo de medio cuerpo arriba, por la mañana.

Al parecer, este tan sencillo procedimiento lo han usado con gran éxito muchos americanos y europeos que lo aprendieron en la India, y aseguran que con él consiguen un sueño muy reparador y tranquilo, al propio tiempo que al despertar se encuentran fuertes y vigorosos.

Convendría que cada cual lo experimentara en su propia persona, a fin de comprobar si en efecto da tan excelentes resultados como se afirma que es dable esperar.

Conclusión

En las páginas de este libro hemos expuesto algunos procedimientos hidroterápicos que se usan desde hace siglos en la India y países adyacentes con éxito nunca desmentido.

Estos procedimientos son tan sencillos y tan común es su uso en dichos países que hasta las gentes vulgares quedarían sorprendidas sí se les dijera que para su aplicación es necesario dar instrucciones.

Consideran allí todas las clases sociales estos procedimientos hidroterápicos cosa tan indispensable y natural como andar, respirar, dormir y comer.

Les parecería tan absurdo al pueblo indo que alguien pretendiera enseñarles el uso higiénico y terapéutico de] agua como si se les quisiese instruir con respecto a la manera de respirar.

No obstante, los pueblos occidentales han necesitado que se les enseñase a respirar y a obtener higiénicos y terapéuticos beneficios del agua.

La civilización occidental ha alejado al hombre de la Naturaleza, haciéndole olvidar lo que instintivamente enseñó a sus hijos la Madre común de la raza humana.

Esperamos que nadie caerá en el error de desdeñar estos procedimientos por la sola razón de que son fáciles.

Confiad en el conocimiento instintivo de los pueblos del Extremo Oriente, que viven en contacto íntimo con la Naturaleza y obedecen sus sabias enseñanzas.

Es cierto que en ciudades populosas de la India ha perdido la gente sus antiguos usos y costumbres; pero en las poblaciones rurales, alejadas de los centros urbanos, los indos viven y han vivido durante siglos en contacto con la Naturaleza, cuyos beneficios reciben.

Ha de pagarse lo que cuesta la falsa civilización, y el precio suele ser el desmejoramiento y la enfermedad.

Pero si a las ventajas innegables del aspecto armónico de la civilización se agregasen las de los métodos naturales de disfrutar del bienestar físico, desaparecería el siniestro aspecto de la civilización occidental, que pone tantas trabas al perfeccionamiento de la humanidad.

Confiamos en que la lectura detenida de este libro conducirá a muchos a la natural senda de la vida cuya meta es la euforia que brinda la plena salud.

Aire, agua y sol son los mejores dones que la Naturaleza ha concedido al hombre. Si los aprovechara adecuadamente, la enfermedad quedaría desterrada para siempre de este mundo.

FIN

Índice

www.ingramcontent.com/pod-product-compliance
Lightning Source LLC
Chambersburg PA
CBHW070935180526
45168CB00003B/1082